医学の歴史

梶田　昭

講談社学術文庫

推薦のことば

まず目次を見て、この小さな本に医学の歴史が古代から現代まで、東洋も含めてつぶさに書き込まれていることに感嘆した。

読み出して驚いたのは、こうした小さな歴史書にありがちな、事実を追った無味乾燥な本でないことであった。

ところで、本書は編集者の求めに応じた書き下ろしである。編集者は著者に西洋医学を中心に東洋医学、イスラム医学にも触れながら、人類の医学発展の歩みを綴ったものをと求めたのであった。正直にいって、この要望にまともに応えられる人はきわめて少ない。しかも、学術文庫という限られた紙面である。普通であれば、大筋だけをお座なりに書くだけでも精一杯である。

ところが、本書では、これまでの内外の医学史の大著に大筋では忠実に沿っていながら、内容は縦横に飛び、著者の人間味が溢れた文が綴られる。梶田医学史といっていいものだろう。

著者は若いとき結核療養所であった国立東京療養所の病理学者であったが、その後、東北大学などを経て東京女子医大の病理学教授となられた。その時代から医学史について筆を執られていたが、定年で女子医大を去られたあと、堰《せき》を切ったように、医学史関係の名著を訳して出版された。なかでも『旧約聖書の医学』、『新約聖書とタルムードの医学』、『古代インドの苦行と癒し』(仏教とインド医学)、『フィシオログス』(民俗学)には、医療・医学の根元を知ろうとする著者の意図を感じる。

また、たいへんな読書人であったことは、本書で随所に引用される話から分かる。本書はこうした該博な知識と膨大な資料に裏づけられているから、奥が深い。編集者はまた、一般の人にも興味深く読めるもの、医学を志す人も身につけるべき最小限の医学史の知識が凝縮された教科書の参考書となるような本と、著者にとって厳しい注文をつけたそうだ。それを著者は見事にクリアしている。

とにかく面白い。興味深い話題に富んでいる。たとえば、古代ギリシア・ローマの医学はヒポクラテスからイエスまで同列の巡回治療師ととらえ、イエスをパレスチナの治療師とみる。聖書に出てくる使徒を民間治療師であったのだと普通人として語る。イエスらが他の治療師と違っていたのは、治療を商売とせず、病を罪のせいにしないことであったという。

本書に出てくる医学史にかかわる知識は緻密で、豊富である。本書には索引がないのが惜しまれるが、索引があれば、医学史の辞書として十分役立つはずである。

これだけ豊富な内容を面白く、ときにはユーモアを交えて読ませるのは名文でなければできない。著者の文章は洗練された名文であるとかねてから定評があったと聞く。本書は編集者の要望に十分に応えた本であった。

しかし、著者は本書を脱稿された直後の二〇〇一年一月に急逝された。遺稿になった。本書では歴史だけでなく、現代の医学医療に対する卓見も随所に見られる。それだけに著者が亡くなられたことが惜しまれる。

二〇〇三年七月十一日

順天堂大学客員教授
酒井シヅ

目次

医学の歴史

第一章　人類と医学のあけぼの

1　森の中での医学の始まり

医学は人間の、「慰めと癒し」の技術であり、学問である。

医学の歴史はきわめて古い。人間とともにあった、といっても、実はまだ不正確だし不十分である。サルがある日、突然人間になったわけではないし、人間のどんな構造や機能も、人間以前の段階ですでに存在している。無からは何も生じない。医学もその芽生えは、実は人間以前にあった。動物学や人類学の研究はそう語っている。

医学のもとをたずねると、鳥やサルが互いにやっている毛づくろいにまで、さかのぼることができる。あれが「慰めと癒し」の原型であろう。変温動物、つまり魚類、両生類、爬虫類にはおそらくないことである。カエルの看護婦やワニの医者など、ちょっと考えにくい。恒温動物（鳥類や哺乳類）になって、知恵と力が、自分を維持するだけではなく、ほかの個体にまで振り向けることができるようになったのである。中生代に地球上で繁栄した爬虫類が、その末期に衰え、爬虫類から分岐した哺乳類、鳥類が擡頭《たいとう》した、それは今から二億年くらい前のことらしい。

地球史が新生代に入り、動物が霊長類にまでなると、「慰め」の技術がかなり進んだものになる。『裸のサル』（デズモンド・モリス、日高敏隆訳、河出書房新社、一九六九）によると、チンパンジーでは、互いに毛づくろいするとき、相手の肉体的欠陥に注意し、小さいはれものや傷を舐《な》めてきれいにする、といった行動が見られるそうだ。目に灰のかけらが入ったメスのチンパンジーが、涙を流しながらオスに近づき、オスが両手の指でその灰を取り除くのも観察されている。こうなると、「毛づくろい」が「医療の兆し」に発展したといえる。

人間が発達の段階を歩むにつれて、病気、怪我《けが》、飢えといった危機に対して、だんだん力を合わせ始めた。ネアンデルタール人（十三万～三万年前）が儀式を知っていたことは、墓所の遺跡から推定されているが、儀式は道具作り、火の利用とともに、人類の知的発展の重要な証拠である。人びとは共通の目的に向けて協力し出したのである。それはすでに「衛生」の可能性をはらんでいた。「衛生」というのは個人の枠を越え、複数の人びととの協力によって、社会の健康を維持しようとする行為だからである。

2　無文字社会（小川・里・広場）の医学

カナダ生まれでアメリカとイギリスで活躍した大医学者、オスラー（一八四九〜一九一九）が「看護婦と患者」（一八九七）という講演の中でこう語っている。

技術として、職業としての看護は近代のものだ。しかし、行いとしての看護は、穴居家族の母親が、小川の水で病気の子供の頭を冷やしたり、あるいは戦争で置き去りにされた負傷者のわきに一握りの食べ物を置いた、はるか遠い過去に起源がある。

オスラーが語る看護の起源は医学の起源でもある。ここに登場する母親は小川の水で病気の子供の頭を冷やした。人間の里にとって、小川は要素的なものである。ちょうど体の組織が細胞の基本的な住処《すみか》であり、そこでは毛細血管が不可欠な要素であるように、人間は小川のわきに、基本的な住処としての里をいとなむ。田山花袋の『一兵卒』は、旧満州（現中国東北部）の戦場で、故郷の家、母と妻を思い出しながら死ぬ男を哀切に描いたが、帰るべき故郷にはいつでも原風景としての小川がある（松本健一、一九九三）。オスラーも、看護と医学の起源を、小川の流れる里において描き出した。その登場人物は、母親と子供、そして兵士であった。

歴史の父といわれるヘロドトスが語るエピソードがある（『歴史』巻一、一九七、松平千秋訳、岩波文庫、一九七一）。バビロニアには医者がいないので、病人が出ると、家に置かずに広場へ連れてゆく。通行人は病人に症状を訊ね、もし自分や知り合いに同じ病気の経験があると、その治療法を教える。「そして誰でも病人に、どういう病気か訊ねずに、知らぬ顔をして通り過ぎてはならぬことになっている」。ここで「医者」は *ietros*、「病人」の方は *kamnon* だ。印欧語根としての KAM は「疲れる、静かになる」というくらいの意味、*kamnon* はその誘導語であり、あまり重病人ではない感じもするが、中には重病人もいて、そういう人は広場や街角に寝かされて、つらい思いをしたにちがいない。ここでの登場人物は、病人と付添い、そして通行人たちだ。

生物の体が細胞を要素とするように、原初の医学は、「小川と里と広場」が要素である。こうして小川の流れる里、広場と街角に、声も文字も残さずに去った、無数の病人やその周りの人物によって、無文字社会の医学史が書き続けられたのである。

この過程が何十万年続いたことだろうか。やがて知識が集積され、知恵者が生まれる。かつての「毛づくろい」はいつの間にか整髪や化粧の姿をとり、理髪師の仕事になった。「医療の兆し」は、しだいに、看護者、外科医、医者の仕事としての形を作ってゆく。しかし、これらの仕事は、長く未分化のまま、つまり分離はしないで一体だった。

例えば外科の仕事は長く理髪師と一つであり（床屋外科）、外科が医学の一部になったのはずっと後世（十九世紀初め）である。その由来は、いまも理髪店の店頭にある看板のねじりん棒が語っている。あの赤、青、白は動脈、静脈、包帯（一説には神経）のシンボルなのだ。

3　文明の中の医学

やがて地球上に「文明」が生まれた。大河の流れが牧畜と農耕を支え、前五〇〇〇年ごろには土器、織物、家屋が作られ始めた。衣食住において人間は野生から離れたのである。旧石器時代には毛皮をまとうことしか知らなかった人間が、新石器時代に入ると、繊維衣料を使うようになった。おそらく麻類や獣皮が材料だったのであろう。

「人間である私にとって、人間に関することなら、なんであれ、よそごとではない」。こうテレンティウス（前一九五頃〜前一五九頃）は言った。「医学にとって」と言い換えてもよい。「医食同源」という言葉があるが、本当は「医・衣食住」が同源である。

ヘロドトスの旅は、前四五〇年頃、ペルシア帝国の辺境としてのバビロニアで、有名な『法典』のハンムラビ王（在位、前一七二九〜前一六八六）から千数百年も後のことだ。

古代のバビロニアでは、予言者、まじない師、占い師兼治療師という三種類の僧侶が医術を行っていた（岸本通夫）。古代の時間はゆっくり流れる。こういう僧医たちは、ヘロドトスの時代でも、形は多少変わってもなお健在だったはずである。神殿・寺院のうす暗い祈願所で、民衆の祈りが香のけむりとともに上昇する。その彼方には、神とも人とも区別しにくい呪術者たちがいた。かれらは神と人との媒介者だった。

医学史家シゲリストは、『医学序説』（一九三一）の中で、原始医学が、経験と宗教と呪術という三つの要素を持ち、したがって原始社会の医師は一人で医師、僧侶、呪術師を兼ねていた、この複合人格がシャーマン（シベリア族）またはメディシン・マン（北米インディアン）である、と書いている。ほかに祭司もいたが、おそらく呪術師は、より民衆に接近する存在であり、祭司は王・支配者に直結した存在だった。

こういう呪術師の一部は、その後もずっと呪術師のまま残る。どんなに人の知恵が開け、文明が進んでも、「呪術」は人間の高望みを支える技術として、けっして消え去ることはない。そうして、呪術師の、ほかの一部は、呪術・宗教の衣を脱いで医師になる。

中国においても、古代では「巫《ふ》」（ミコ、舞や音楽で神を招き、神仕えする人）と「医」は一つであった。むしろ巫が本業で医を兼ねていた。「醫」の字の下は酉で、酒（サケ、薬草を意味する）を表すが、「毉」という、下が巫の異体字もある。巫医同職であった名残である。孔子（前五五二頃〜前四七九）が言った。「人にして恒なくんば、以て巫医をなすべからず」（『論語』巻七、二二）。根性のない人間はシャーマン医にもなれない、というのである。巫も医もともに賤業であった（吉川幸次郎『論語』）。戦国時代から漢代（前四世紀〜後一世紀）にかけて、やっと「サケの医」が主流になる（大塚敬節）。病気の治療には、薬がお守りや呪文よりも効く、という評価になったのである。

4　古代の治癒神たち

病気は、昔も今と同じように、人びとから恐れられた。それは仕事と家庭の平和と資産を奪う脅威である。したがって、急性・慢性の病気、あるいは肢体の不自由を癒すことは、人びとの変わらない悲願である。そこに治癒神（医神）が存在する理由があり、神と人を媒介する呪術師が要求された。それぞれの文明は固有の治癒神をもっていた。

古代中国には伏羲《ふっき》、神農《しんのう》、黄帝《こうてい》という三人の伝説的帝王がいた。この内、神農と黄帝がとりわけ医術に関係が深い。神農はその名が示すように、農耕と薬草の神だし、黄帝は全中国民族の祖神、かつ医学の古典『黄帝内経《こうていないきょう》』の伝説上の作者である。さらにカスティリョーニによると、中国には神殿入りした医師たち（伝説・実在を含む）が七十二人もいる、という。まさに神々の国なのであった。

古代インドの医学伝説では、宇宙創造神である梵天（ブラフマー）がブラジャー・

ダクシャに医学を伝え、ダクシャはそれをアシュヴィン双神（「アシュヴァ」はウマ）に伝えた。そうして、アシュヴィン双神からインドラ→バラドヴァージャ→アートレーヤと伝えられる（佐藤任）。アートレーヤはギリシア語の「医者」*ietros* または *iatros* と語根が共通だし、ギリシアのヒポクラテスも「ヒポ」がウマを指す、といった具合に、インドとギリシアの間には通じるところが多い。

エジプトではイムホテプ、ギリシアではアスクレピオスが代表的な治癒神である。この両者の間にも、似たところがあり、関係もある。

以下、シゲリストの『偉大な医師たち』（一九三二）を参考にして、イムホテプとアスクレピオスの紹介を試みる。なおシゲリスト（一八九一〜一九五七）は、ライプチヒ大学とジョンズ・ホプキンス大学で教鞭を執った、二十世紀屈指のスイスの医学史家、この本はかれの名著の一つであり、本書の中でも随時参照・引用させていただくつもりである。

古代エジプトの治癒神イムホテプ

イムホテプはエジプトのファラオ・ジェセル王（前二六五〇年頃、第三王朝を創始）に仕える宰相であった。かれは学識に富み、技術に詳しかった。あるとき平野に収穫を恵むナイルの増水が七年もおこらず、国中に飢えが拡がった。イムホテプは書物によって、ナイルの水源を司る神々を突き止めた。そこで生けにえを作り、祈りを捧げると、夜、雄ヒツジの頭の神クヌムがファラオの夢枕に現れ、祈りは聞き届けた、と告げた。クヌムの言葉のとおり、次の収穫とともに、国には繁栄が戻った。

建築技師としてイムホテプは、サッカラーに王の墓として階段ピラミッドを作った。このピラミッドは今日も、エジプト最古のものとして残っている。かれはまた、王の読書役をつとめる僧侶、聖なる供犠《くぎ》の執行者、天文学者、そうして医師だった。

かれは、メンフィスの霊廟の、王に近い所に埋められた。死んでもかれは聖人であり、同胞を救う人として、助けを求める病人に慕われた。かれの墓は巡礼の場所になり、そこで不思議な癒しが行われた。そうなると、かれに捧げる寺院が建てられ、回復を望んで訪れる病人が増すのは当然である。人間であったイムホテプはついにはエジプトの治癒神になった。かれは、プタハ（首都メンフィスを創造した神、工匠と芸術家の守護神）とセクメト（戦争と呪術の神、プタハ神の妻）の第一子と崇められ、病人を治すだけではなく、不妊の女性に子を孕《はら》ませ、不幸な人に幸福をもたらすことができる、とされた。メンフィスの、かれの菩提寺院は医師の学校になった。ギリシア人の王プトレマイオス一世（アレクサンダー大王の将軍、前三〇五年即位）はイムホテプの神殿を寄進したが、その神殿は今でも部分的に残り、一年に六回お祭りが行われる。

エジプトを訪れるギリシア人は、イムホテプを、自分たちのアスクレピオスと同じと見て、メンフィスの寺院をアスクレピオン（アスクレピオス神殿）と呼んだ。しかし、働きは似ていても、由来には大きな違いがある。イムホテプは神になったがもとは人間だった。しかし、アスクレピオスは、元来、神話世界の神だったのである。

ギリシア世界の治癒神アスクレピオス

アスクレピオスは、ギリシアの代表的な治癒神である。太陽神アポロンとテッサリア・ラリッサの領主の娘コロニスの間に生まれた、といわれる。アスクレピオス信仰の成り立ちをめぐっては、異種の伝説がたくさんある。

ホメロスでは、アスクレピオスはテッサリアの王子で、その息子、ポダレイリオスとマカオンは医術に長《た》け、「全軍の将アガメムノンに従ってトロヤ戦争に参加し、戦友たちの手当てに並々ならぬ活躍をした」（ケルスス『医学論』序論、石渡隆司訳）。

ヘシオドスには古いテッサリアの伝説がある。ある日アポロンは泉で水浴するラピタエの処女、コロニスを見そめ、不意に襲い、彼女は身ごもる。しかし、彼女の父は、いとこのイスクスを夫にせよという。アポロンの探偵役、カラスが結婚の知らせをもってきた。怒ったアポロンは、先ず不吉な知らせを運んだカラスを罰する。それまで白かった鳥は服喪の黒色に変えられた。イスクスはアポロンの矢で殺された。

アポロンの双生の妹、アルテミスも弓の名手だ。彼女が矢を発し、身ごもったコロニスを倒してしまう。アポロンは自分の、まだ生まれぬ息子がいとおしく、赤ん坊を母コロニスの腹から取り出して、ケンタウロス（半人半馬）の洞窟へ連れていった。そこでアスクレピオスは一人前に成長し、ケンタウロスから薬草の効き目や病気を治す呪文を教わった。かれは多くの人から慕われる医者になったが、自分の力を誇りたいあまり、自然の法則を越え、死者を生き返らせようとした。地下の神プルートスは、冥界の人口が減ると不平を言い、ゼウスはアスクレピオスを落雷で倒した。この伝説には、医術は自然の経過を妨げるべきではない、という、のちのヒポクラテス医学の信条がさりげなく表現されている。

アスクレピオスの初期の祭壇は、天空の下か洞窟の中に質素に作られた。しかし、幾世紀かが過ぎ、かれを崇める立派な神殿が、エピダウロスを始め、コス、クニドス、そのほかギリシア中に作られ、全土では三百二十を数えた。

エピダウロスの神殿は始めアポロンに捧げられていたが、ある時期アスクレピオス崇拝に代わった、ともいわれる。アポロンはオリュンポスの神、アスクレピオスはエピダウロスの土地神である。ギリシア古典期の文化が成熟するとともに、オリュンポスの神々〔その十二神に数えられるのは、ゼウス、ヘラ、アテナ、アポロン、アフロディテ、ヘスティア、ポセイドン、デメテル、ヘルメス、アレス、アルテミス、ヘファイストス〕が人びとに親しみのある存在から、威厳をもったもの、罰を与えるものへと変わった。反対に、アスクレピオスは、幼いもの、弱いもの、病めるもの、老いたものに優しく手をさしのべる神として民衆から尊敬され、信仰された。この信仰はギリシアの科学が進むのとほとんど並行して、前五世紀末にはギリシア全土にアスクレピオスを祀《まつ》る神殿が建てられた（秋山房雄、一九八七）。

アスクレピオス神殿は、しばしば病院の機能も兼ね、医学校のこともあった。神殿で癒された患者と家族は、感謝の言葉を碑文にし、患い、癒された器官を型に取った供物を捧げた。それは後に続く患者にとって何よりの励ましであり、自分たちもこのように癒されるという、願望と期待のヴォルテージを亢《たか》める効果があった。行って癒され、癒されて他人に伝える、信仰治療の往還サイクルが成立していたのである。

アスクレピオスには二人の息子のほか、パナケイア、ヒュギエイア、イアソーらの娘たちがいる。パナケイアは後に「万能薬」、ヒュギエイアは「衛生」の意味で使われる。イアソーは「癒し」の女神、医者 *iatros*（イアトロス）と同根である。そうして、アスクレピオスの忠実な従者は蛇である。「なんじ、蛇のように賢く、鳩のように素直なれ」と『マタイ書』（一〇・一六）にあるように、蛇は一般に智恵の象徴であるが、とくにアスクレピオスの蛇は、生命と死に及ぼす、半魔術的な力の象徴でもある。

この蛇はときにはアスクレピオスの代理もつとめた。前二九三年、疫病がローマに流行したとき、土地の神々では手にあまり、使者がエピダウロスへ派遣された。アスクレピオスは代理として蛇を遣わした。ローマに着くと蛇は見張りを逃れてティベリスの島へ這い上がり、疫病は退散した。ローマ人は島にアスクレピオス神殿を建てて祀った。

杖に一匹の蛇がからまる図案はアスクレピオスの蛇杖といい、医学のシンボルとして、いま世界中で広く使われている。

5　常識と医学と呪術と

治癒神がもてはやされたのは、人類が歩み始めてすでに長く、地球上にいくつかの大文明が存在していた時期である。文明があるところ、王がいたし、祭司がいたし、さまざまのシャーマン治療師がいた。人びとは病気になると、自分で、あるいは信頼できる身内の力や忠告を借りて病気に対抗するか、ときには神殿へ向かった。

その日々、エピダウロスの丘の道には、歩き、人の背に負われ、あるいは担架、ウマやロバでくる患者の群れが、途切れることなく続いた。

昔も今も、医療を支えるのは、病人の治療者への信頼である。その思いによって、ときに人は、超越した存在への「信仰」に向かうのである。

治癒神も不変のものではない。オリュンポスの神々からアスクレピオスへ代わったように、アスクレピオスもいつか命運尽き、新しい治癒神、イエスとその母マリアに座を譲り渡す日が来るのである。

呪術や宗教から自由になって「自然」を観察する、という態度を人間が獲得したのは、前六世紀ごろ、イオニアのギリシア人植民地でおこったことである。かれら「ソクラテス以前」の哲学者たちが、自然（ピュシス）と人間を、覚めた目で観察し、記録し、それによって科学が誕生した。その風土の中で、やがて経験医学も生まれた。

医学史が知る最初の経験医学は、エーゲ海コス島の人ヒポクラテスを中心とする医学である。

もう一度、バビロニアの広場に戻ろう。民衆はそこで知恵や経験を交換し合い、病気治しの方法を求めた。それで始末がつかなければ神殿が頼みになった。ツキディデスの『戦史』(II‐47、久保正彰訳、岩波文庫、一九六六〜六七)の一節は、アテナイ人に疫病が発生したときの様子を伝えている。「医師たちは何も判らないで治療していたので、何の効果も上げられなかった。そこで神護を得ようと神殿に助力を求めたり、予言やそれに類似のものに頼ったが、何の霊験も現れなかった」。これは前四三一〜前四三〇年のことである。ここではすでに「医師たち」がいる。

この医師たちはどこからやってきたのか。イムヘテプやアスクレピオスの神殿では医者の訓練をしていた。徒弟奉公で叩き上げた医者も、髪結い師や骨つぎ師、自称だけの医者もたくさんいたし、シャーマン治療師やその息子たちもいたはずだ。ギリシア各地にアスクレピオス派という一種のギルド(同業者の組合)が成立しており、ヒポクラテスも一員だったと、プラトンも証言している(『プロタゴラス』311B、『パイドロス』270C)。

医療の世界で、常識・俗信、経験医学、神頼み、この三つの本来の関係は、境界も不鮮明だし、それぞれの持ち分も定義されにくい。昔ほどそうだったろうし、それだけに相互の関係は、今日以上に融通無礙《ゆうずうむげ》だったにちがいない。

いったい「医学が成立する条件」とは何か、時代を越えて考察しておこう。

政治学者丸山眞男は『日本政治思想史研究』（東京大学出版会、一九五二）の中で、「支配層の中で、政治が思惟の優位を克ちうる二つの限界要因」を指摘している。

社会が安定していれば、世を支配するのは秩序に対するオプティミズムである。ところが、社会の変動によって、支配層の生活基盤が揺るがされると、敏感な思想家の心に危機の感情が生まれ、「政治」の季節が到来する。これが一つの「限界要因」である。

もう一つ、社会が混乱と腐敗で望みのない状態に立ち入ると、「政治」は退場し、代わって逃避と頽廃の出番になる。ここに第二の「限界要因」がある。「政治」はこの中間の状況でのみ存在しうる。

丸山はこう説いて、それによって元禄・享保という時期に、荻生徂徠《おぎゅうそらい》（一六六六～一七二八）の「政治学」が成り立った根拠を示した。安定はすでに失われたが、混乱には至っていない。それは危機の状況だった、「政治」の季節だったのである。

この「政治」を「医学」と読み替えてみよう（次頁の図）。体調が安定していれば、私たちは健康に対してオプティミストでいられるし、多少の違和感は生理の範囲と受け止め、俗信と常識でやってゆく。しかし、人体は、元来、柔弱なものだ。雨風雪霜にさらされ、羽毛の備えも爪牙《そうが》の利もない（『二宮翁夜話』巻四、一八一、佐々井信太郎校訂、岩波文庫、一九四一）。人間は心身の不調にいつ襲われるか分からない。いったん体調が崩れ、危機感が生ずると第一の「限界要因」に達し、「医学」に頼る。今日では医学と科学は一体と見られているが、一般に人びとは、科学に対しては期待を、医学に対しては願望を寄せる傾向がある。それは医者が僧侶と未分化であった時代の名残であろう。

医学の発達によって、数々の治癒神は一見忘れられたようにも見える。しかし、「政治が退場して逃避と頽廃の出番になる」ように、医学が退場する第二の「限界要因」が、今日の状況でもしっかり存在している。それは神仏（神々・仏たち、薬師、稲荷、天神など）への祈願のときである。神社、寺院に奉納された無数の「絵馬」は、エピダウロスの碑文と本質において変わりがない。

〈政治思想の条件〉　〈医学の条件〉

混乱	逃避・頽廃	呪術・宗教
危機	政治	医学
安定	秩序	俗信・常識

人間の深層には、常識と呪術を織り交ぜた願望が流れており、それがある条件で「医学」の姿になるが、条件次第では、いつでも俗信・常識に戻り、あるいは呪術・宗教に走るのである。人間の「精神は肉体よりも貪欲である」(中村光夫、一九七四)。危機は無論のこと、混乱の段階でもなお願望を捨てない。物理学では、「永久機関」は不可能であることがすでに証明されている。「むしろそれの否定が、断念が、新しき科学理論〔熱力学理論〕を成立せしめた。否定そのものが新理論であった」(下村寅太郎、一九五一)。医学には否定・断念の論理は内在しない。「許されない」ともいわれるが、果たしてそうなのだろうか。物理学の永久機関に相当するのは、医

学では不老長生である。それはかつて専制君主たちの望みだった。秦の始皇帝や漢の武帝がこれを叶える秘薬を探索させたが、ついに無益に終わった。唐代の天子のうち六人までが、不老長生の目的で服用した水銀中毒で死んだ、といわれる。

こういう限りない願望に疑問を表明した人もいる。トマス・モア（一四七八〜一五三五）の『ユートピア』（平井正穂訳、岩波文庫、一九五七）では、「病気が永久に不治であるばかりでなく、絶えまのない猛烈な苦しみを伴うものであれば、司祭と役人は相談の上、この病人に向かって、いっそのこと思い切ってこの苦しい病気と縁を切ったらどうかとすすめる」。こういう「否定・断念の論理」はモア以後も、むろん後を絶たない。いまも、若返り、蘇生が無限には不可能だ、という思いを込めて、安楽死、尊厳死が主張されている。伊岐和男はこう詠《うた》った（『学士会会報』一九九九・三）。

他者愛の臓器享《う》けても生くべきや　さほどの「生」のこの世にありや

「万物の生は本来有限であるからして」という添え書が付されている。この認識は、「永久機関」の否定・断念の人間学版と受け取れる。医学においても、物理学と同じように、「否定そのもの」が新しい理論を生む可能性はあるはずなのである。
　これに関連して、中国の古典『素問《そもん》』に重要な指摘がある。それによると、医師は、本来、「未病」〔いまだ病まざる段階〕の友、「生理」の相談役であって、治療師であってはならない。治療師は「賤業」であり、聖人の業に価しない、という。こういう言葉で、医術の本来の役割が説かれているのである。

　医療の場合には、病気ないし死から免れようとする本能的な、また至上命令的な人の要請と、科学的な実現能力とのほとんど絶望的な discrepancy〔隔たり〕があって、その距離を多くの蹉跌を繰り返しながら、何とかして埋めてゆく過程が医学史ないし医療史であった。（川喜田愛郎、一九七〇）

　絶望的な距離を埋めてゆくのは、科学的認識とは、おのずから次元を異にした仕事である。医学はたんなる認識を越えた、悩み（パッシオ *passio*、*patior* 苦しむ、耐える、というラテン語動詞より）の学、そして癒し（メディキナ *medicina*、*medeor* 癒す、というラテン語動詞より）の学だったのである。いま「医学」と呼ぶ学問・技術は、「悩み」と「癒し」のどちらを看板にするか、両方の可能性があった、と『病理学史』（一九三七）の著者クランバールはいう。結局、「癒し」（メディキナ）が含む「理想」が勝利して医学medicineが成立し、「悩み」（パッシオ）に含まれる「現実」は病理学（パトロギア pathology）が引き受けたのだが、どちらにとっても荷は重すぎたようである。「時に癒し、しばしば救い、つねに慰む」（Guérir quelquefois, Soulager souvent, Consoler toujours.）。これはアメリカの結核療養所運動の先駆者トルードー（一八四八〜一九一五）に、患者たちが捧げた感謝の言葉である。つねに、できることは「悩み」に対応する「慰め」なのに、たまに（時に）しかできない「癒し」*medeor*（→medicine）を看板に掲げたところに、医学の宿命的な辛さがある。

6　回顧と展望——健康を守るための人類の挑戦

百万年という人類の歩みの中で、健康を守り、病気から逃れる方法を私たちの祖先たちはどのように模索してきたか、およその展望を試みておきたい。「七つの挑戦」という形は、イバネースにならったのである。

第一の挑戦は、人類が儀式を知ったことである。ネアンデルタール人が儀式を知っていたことは、墓所の遺跡から推定されている。儀式に参加することで、人間は社会の一員になった。「衛生」という、人びとの共同を必要とする医学作業の可能性が生まれた。

第二の挑戦は、「文明」の誕生である。土器、織物、家屋が作られた。古代の文明は、チグリス・ユーフラテス（メソポタミア文明）、ナイル（エジプト文明）、インダス（インダス文明）、黄河（中国文明）という四つの大河の流域で生まれ、日本文化も「黄河文明という古い樹幹から生まれ、花開いたひと枝」（ニーダム）として育った。

第三の挑戦は、ペロポネソス半島とエーゲ海の島々でおこった。ここで哲学者・医師たちは、史上初めて、宇宙と人間と病気の本性を問い、病気は神秘的な出来事ではなく、経験と合理の方法で近接できる自然の過程だと考えた。こういう観念は「ヒポクラテス医学」として長く人類の財産になった。小アジア出身のガレノスはギリシア医学を大成した。

第四の挑戦は、前六世紀から七世紀という、約千年の間に、中国の儒教と道教、インドの仏教とヒンドゥー教、西アジアのキリスト教とイスラム教など、祭司・神官の国家鎮護とは違い、人間の魂の解放を目指した哲学・宗教が誕生したことである。それらが物質面・精神面で医学に与えた影響は計り知れない。八〜十一世紀には、「東アジア」の唐文明、「南アジア」のヒンドゥー文明、「西洋」のアラブ・イスラム文明が鼎立《ていりつ》し（三木亘、一九九八）、古代ギリシア医学はアラブが継承した。

第五の挑戦は、西欧ルネサンスである。パラケルススはギリシア・アラビア医学からの独立を叫び、実践した。戦乱の中で外科と解剖学が発達した。パレやヴェサリウスの名が見える。「科学革命」の時代、ハーヴィは、血液循環を証明し、胎生学にも着手した。「生きた」生理学・解剖学が始まったのである。十七〜十八世紀にはオランダのライデン大学やスコットランドのエディンバラ大学の医学が栄える。イングランドのシデナム、イタリアのモルガーニは、それぞれ臨床、病理解剖学の方法によって「疾病学」の基礎を作った。十九世紀前半のパリでは「病院医学」が開花した。ピネルが精神病者を拘束から解いたのも、パリの病院においてであった。それは「教授」の医学ではなく、病院の医師たちによる「自発性」の医学であった。

第六の挑戦は、働く人びとの病気に向けた医師たちの目とともにあった。古代の国家やポリスでは、奴隷が重労働の担い手であり、それに注意する医師はいなかった。十六世紀のパラケルスス、アグリコラが鉱山労働者の病気を記載した。十八世紀、ラマッチーニは『働く人々の病気』を、フランクは『完全な医事行政の体系』を著した。産業革命は、資本制下の労働者の生活・健康を悪化させ、公衆衛生学、社会衛生学の緊急な発展を促した。

第七の挑戦は、十九世紀後半以降の「研究室医学」の発達に始まる。「自然哲学」に沈潜していたドイツ人が、一転してその牽引役になった。ミュラーの門下の中に、病理学者ウィルヒョウや生理学者ヘルムホルツの姿が見える。そうして人びとの関心は、「疫病」の病因と予防に集中した。パストゥール、コッホらがそれに挑み、病原微生物学、化学療法、免疫学という新しい分野が生まれた。しかし、疫病の本質を担うのは細胞か細菌か、熱い論争はまだ終わっていない。また錬金術、医化学、生理化学の伝統から脱皮した生化学が分子生物学と合体し、生命過程に迫る有力な武器になった。

二十世紀は「戦争の世紀」だった。「ホモ・サピエンス」は意外と賢くないことをさらけ出した。技術としての医学は進んでも、それは技術が自己増殖する面が中心であった。その間、環境としての地球の限界も明らかになり、核汚染・化学汚染の重大化は放置できない状態である。そうして二十一世紀こそ、国家の利己主義を脱した「平和の世紀」にしたい、と私たちは願っている。医学が果たす役割も、その中で大きいはずなのである。

第二章　イオニアの自然哲学とヒポクラテス

1　人知が開け始めるとき――中国、インド、ギリシア

人類史上の大きな驚きは、紀元前六～五世紀という限られた時期に、中国では孔子（前五五二頃～前四七九）、インドではゴータマ・ブッダ（前四六三？～前三八三？）、ギリシアではソクラテス（前四七〇頃～前三九九）と、人間の魂の探究者たちが、東西に出現したことである。人間精神の同時的（シンクロニック）な歩みが、遥か海洋、山岳、砂漠を隔てて進行し、それが一気に花開いたかのようだ。

人類学には、人間の「自己家畜化」という刺激的な仮説がある。「人為的な環境のもとに飼育することにより、オオカミがイヌに、野猪がブタに形質を変えていくように、第三紀の野生のヒトは、第四紀初頭に文化をもつことによって飼育化の一歩をふみ出した」（鈴木尚『化石サルから日本人まで』岩波新書、一九七一）。この場合、飼

育の対象は人間自体であり、意識下で進行した、大規模な教育の過程である。その過程で人間が、東西で共時的に知的馴化の高い水準に達したのである。しかもこういう大天才が出現するために、共通する社会条件、思想状況が熟していた。

中国でいうと、孔子は春秋時代末期の人、春秋・戦国は小国が乱立した時代で、商業、手工業がようやく発達しつつあった。諸侯間の競争が激化する中で、「インテリ浪人」の頭脳は歓迎された（森三樹三郎）。

インドを見ると、バラモン階級の優越性がくずれ、経済的な発展とともに大都市の形成が始まっている。新しい思想家（仏教側からいう「六師外道《ろくしげどう》」）が輩出し、こういう中でブッダは仏教を、マハーヴィーラはジャイナ教を創始したのである（金岡秀友）。

2　ソクラテス以前の自然学

ギリシアはどうか。ギリシアの前八〇〇年から前六〇〇年ころまでは貴族が支配した時代、ホメロスやヘシオドスといった叙事詩人が活躍した時代である。ヘシオドスは『神統記』によって神々の系譜をうたいあげた。

前六〇〇年ころから、イオニア（アナトリア半島西海岸の中心部、北はアイオリス、南はカリアで境される、沿岸の小島を含む、現在はほぼトルコ領）のギリシア人植民都市に新しい学問がおこった。この地はメソポタミアの先進文化の影響を受け、エジプト、イタリア半島と広く通商路を開き、エーゲ海から地中海一帯に広がる「液体の道」（村川堅太郎）の要《かなめ》であった。このイオニアで人類は最初の哲学者を生み、最初の医学派（コス派、クニドス派）もここで生まれた。

ミレトスはイオニアの誇り、そこに「万物の根源は水」といったタレスがいた。根源（アルケー）とは、いまでいう元素 element である。タレスは自然哲学の祖といわれる。その弟子たち、アナクシマンドロスやアナクシメネスも「根源」を求め、アナクシマンドロスは「無限なもの」、アナクシメネスは「空気」にそれを帰した。

ミレトスの少し北、エペソスのヘラクレイトスは、「火」を万物の始めとした。かれは「万物は流転する（パンタ・レイ）」といい、同じ意味のことを「君は二度と同じ河へは入れない」という言葉で表現した。

アブデラの市民デモクリトスは唯物論者で、原子説（アトム説）の祖であった。アトムというのは *a-tomos*〔分けられない〕というギリシア語に由来している。デモクリトスは医師ヒポクラテスと友人だった。

シチリア島にドリア人が作った都市アクラガスは、哲学者・医師エンペドクレスを生んだ。かれは、イオニア人の水・空気・火に土を加えて、四元素（四つの根 *rhizomata*）の仮説を唱えた。この仮説はプラトン、アリストテレスも踏襲している。

「元素説と原子説は、十九世紀のドルトンの原子説で手を結ぶまで、必ずしも仲がよくなかった。元素説愛好者は原子には冷淡な場合が多く、アリストテレスもラヴォアジエもそうだった。逆に、原子説愛好者は元素に冷淡な場合が多く、デモクリトスはもちろんのこと、ボイルですらそうだった」（紫藤貞昭）。一方が根源なら他方はアトム、近代科学に投影すれば、元素説が「周期律表」、原子説は素粒子論になるのだろうか。

ピュタゴラスはミレトスやエペソスに近いサモス島から、南イタリアのクロトンへ移った。私たちに馴染《なじ》み深い「ピュタゴラスの定理」は、古代バビロニアですでに知られていたが、その完全な証明はピュタゴラスの学派が与えたのである。

ピュタゴラス派のアルクマイオンによると、湿ったもの、乾いたもの、冷たいもの、熱いもの、辛いもの、甘いものなどのバランスは、健康を維持するが、どれかが「独裁」になると病気になる。また、ピロラオスは、動物の四つの要素として、頭、心臓、臍、生殖器官を数えた。ピュタゴラス派は「四」という数字に特別の意義をもたせていた。

アルクマイオンの説も、のちに乾・熱・湿・冷という四大性質という形になる。これを四元素と結びつけたのはアリストテレスである。一部の医師たちは、この対応に、さらに四大体液説を結合させ、それが古代医学の体系になった。

このように、イオニア派やピュタゴラス派の哲学者たちがもっとも関心をもったのは、万物の根源と宇宙の構造であった。それは自然学、ピュシス *phusis*（「生む」*phuo* という動詞に由来）の学と呼ばれた。物理学 physics や生理学 physiology の語は「ピュシスの学」が形を変えたものであるが、言葉だけではない。イオニアの自然学が、将来の物理学や生理学の母体になるのである。

いまここで、人類は初めて、何の役に立つかということから離れて、自然そのものに探究の目を向け始めた。ギリシア人によって、バビロニア人の占星術は天文学になったし、エジプト人の土地測量法は幾何学になった。エジプト人が、測量に使う縄の太さや結び目の形は無視できる、といったことを、時代は下がるがアレクサンドリアのエウクレイデス（ユークリッド）は「直線には太さがなく、点には大きさがない」という言葉に翻訳した（ソーヤー）。こうしてユークリッド幾何学が生まれたのである。

3　体液病理説の誕生

病気にはたくさんの種類がある、といま私たちは思い込んでいる。しかし、古代人は、病気は一つだけ、ただそれがいろいろな顔をもっている、と信じていた。しかも、体のどこ、というのではなく、全身が病んでいるのだ。こういう考え方を全体観（ホリズム）というが、それは私たちにも、なにかなつかしい、納得しやすい考え方である。

古代のインド人やギリシア人は、体液病理説を生み出した。それによると、体にはいくつかの基本体液がある。ふだんはそれらが量、または質の点で調和を保っているが、その調和が崩れると病気になる。病気が「体液」という座（よりどころ）をもったのだが、体液は体中に満ち満ちているから、体液病理説は病気の全体観とは矛盾しない。

この体液病理説は、体の病理、生理についての医師たちの基本の「考え方」となり、その上に、いろいろな色合いの病理学、臨床医学が発展した。それは十八世紀に病理解剖学が生まれるまで臨床医学を支配したし、その後も「病態生理学」の下敷きになった〔注1〕。

〔注1〕　物理学では、物質の三態といって、気体 gas、液体 liquid、固体 solid を区別する。気体と液体を合わせて流体 fluid ともいう。固体とは一定の形と容積をもつもので、硬さは関係ない。液体とは一定の容積をもつが一定の形をもたない、入れる容器によって形を変える。水は方円の器《うつわ》にしたがう。気体は一定の形も容積ももたない。

私たちの体は形状は一定しており、容積もほぼ一定である。つまり全体としては固体である（硬いわけではない）。しかし、その中身は固体も液体も含んでおり、消化管や肺には気体も存在する。体内の液体を体液 humor というのである。体内の固体は器官や細胞の形を取る。これらは形も容積もほぼ一定している。こういう固体に病気の座を求める考え方が「固体病理説」であり、病気の局在観を支えるのはこれである。

ヒポクラテスは『人間の自然性について』でこういう。――人間は血液と粘液（フレグマ）と黄胆汁と黒胆汁からできている、これが伝統的見解であり、また自然性であり、病苦も健康もそれによる。

「フレグマ」（粘液）はもともと、ギリシア語の *phlego*（燃える）という動詞から来た。ギリシア人の観念では、体の中で「燃える」のは炎症、あるいは消化であった。どちらも火を焚《た》いて調理することに通じるのである。ところが、「フレグマ」は四つの元素の内の「水」、四つの性質の内の「冷・湿」、四つの季節の内の「冬」と結びついて、冬におこる気道の炎症、ひいては炎症産物としての「粘液」という意味を付与された。

「黒胆汁」とはギリシア語で *melas-chole*（*melas*=black, *chole*=bile）、この奇妙な「物質」は、たぶん数合わせのために仲間入りしたのだが、「黒胆汁質」（メランコリー）という気質の型として、日常語の中で長く生き残る運命をもっていた。

『ヒポクラテス集典』の中でも、『疾病について』（第四巻）では、四大体液は血液、粘液、胆汁と水であるし、『疾患について』では、病気はすべて胆汁と粘液の作用だ、といっており、必ずしも一定していない。その不一致は学派の違いを反映していたようである。ヒポクラテスのコス派は血液・粘液・黄胆汁・黒胆汁の四大体液説だが、コス派と対立したクニドス派は胆汁・粘液説だった。哲学者プラトンは『ティマイオス』で、胆汁・粘液説に沿った体液病理説を展開している。〔注2〕

〔注2〕インドの『アーユル・ヴェーダ』は、三つの悪い体液として風（ヴァータ）、胆汁（ピッタ）、フレグマ（カパ）を挙げている。『スシュルタ・サンヒター』は、第四の要素としてさらに血液を加える。この

ヒンドゥー医学の概念がペルシア経由でギリシアへ伝わった可能性もある。『スシュルタ』の編者ビシャグラトナーは、その過程で、インドの風（ヴァータ）は除外され、そのかわり、胆汁に黒・黄の二種類が区別されてギリシア人の四大体液説が成立したという。

4　ヒポクラテスの登場

哲学者の務《む》台《たい》理《り》作《さく》（一八九〇～一九七四）は、かつて一国の文化を三角形で考え、頂点に出る上層文化と、底辺に位置する基層文化に分けた。上層文化は、その作者が固有名詞で明らかであり、例えばベートーベンの作曲、ロダンの彫刻、パスカルの原理、カントの哲学がそれだ。基層文化は、誰が作ったかわからないもの、例えば民話、民謡、伝説、銘のない焼き物、作者不明の織物、一般に民芸のようなものである。しかし、この文化の二層は、けっして画然と分かれているのではなく、二層は相互に、交流し、媒介し合って一つのものである。私はこれを溝上泰子の本で読んだ。

医学もまた、文字も文書もない過去から、世界のさまざまな民族の手で、慰めと癒しの技術として営まれてきた。それは次第に専門家にゆだねられたが、医学が記録する最初の「固有名詞」は、『誓い』でも有名な、ギリシアのヒポクラテスである。そ

の『誓い』は『古い医術について』（小川政恭訳、岩波文庫、一九六三）に収録されている。〔注3〕

〔注3〕「ヒポ（G. *hippos*）」とはウマを意味する。「ギリシア貴族の名にこれを含んだものが多い」（高津春繁、『雲』の訳注、岩波文庫、一九七七）。サートンは『古代中世科学文化史』で「二人のヒポクラテスの時代」を語る。それは紀元前五世紀に、「最大の数学者」キオスのヒポクラテスと、「医学の父」ヒポクラテスが活躍したからである。プラトンの対話篇『プロタゴラス』にはアテナイの青年ヒポクラテスが登場する。ちなみに、インドでも、医神アシュヴィンの名がやはりウマ（Skt. *ashva*）から来ている。

ヒポクラテス（前四六〇頃〜前三七五頃）の生涯について、『ヒポクラテス選集』（ロエブ版）の編集者ジョーンズの記述を見ると、「ヒポクラテスは紀元前四六〇年にヘラクリデスの息子としてコスで生まれた。かれはアスクレピオス派と呼ばれる医師ギルドに属していた。全ギリシアを旅行し、アブデラのデモクリトスと友人だった。マケドニア王もペルシア王もかれの助力を望んだ。かれは長生きしたが、何歳までか不明である」。コスというのはイオニアの沿岸、エーゲ海に浮かぶ、サカナの形をした、現在ギリシア領の小さい島である。

ヒポクラテスはソクラテス（前四七〇頃〜前三九九）とほぼ同時代人である。プラトンは二つの対話篇でヒポクラテスに触れている。実は同時代人でヒポクラテスについて記録を残したのはプラトンだけで、その記載によって私たちは、ヒポクラテスがアスクレピオス派の医者だったと知るのである。

ソクラテスが処刑された前三九九年には、ヒポクラテスも六十歳ぐらいで晩年を迎えており、プラトンは二十八歳の青年、アリストテレスはまだ生まれていない（アリストテレスがヒポクラテスに言及するのはおそらく『政治学』1326a のみ）。歴史家ヘロドトス（前四八四年頃〜前四二五年頃）は二十五年前頃に世を去っている。

ヘロドトスが生まれたのは、コス島とは目と鼻の、沿岸の町ハリカルナッソス（現在トルコ領ボドルム）である。コスもハリカルナッソスも、イオニアの南端に位置し、その文化圏に属していた。いまボドルムが北側、南からはクニドスの岬が張り出して、両方でコスの島を包む形になっているが、ヒポクラテス時代、クニドスにも神殿や医学校があり、医学のコス派、クニドス派はライバル関係であった。コス島は、ペルシアとギリシアの角逐、アテナイとスパルタの対立の間で、頻繁に支配者が交替したが、ヒポクラテスが生まれたころは、アテナイ同盟に加わっていた。

今日、私たちが見る『ヒポクラテス集典』は前三世紀ごろ編纂された、といわれる。ヒポクラテス没後百年以上たってからであり、内容もコス派、クニドス派、その他にわたり、ヒポクラテス以後のものもかなり入っている、と見られる。ジョーンズは文体や思想傾向から『予後論』、『急性病の養生法』、『流行病』のIおよびIIIが「同じ人によって、ギリシアの偉大な時期が過ぎ去る以前に書かれた、迷信および哲学の残渣《ざんさ》がない科学的な論文」と太鼓判を押した。

大槻真一郎、石渡隆司、岸本良彦らは『ヒポクラテス全集』全巻の邦訳（エンタプライズ、一九八五〜八八）を完成した。

5　ヒポクラテス医学とは

はるかな太古から歩みつづけ、ついに人類はイオニア自然学にまで達した、とコーンフォード（『ソクラテス以前以後』）が書いている。ソクラテスやヒポクラテスも、このイオニア自然学を背景にしていた。自然学者たちが、地震、雷鳴、稲光、日食といった現象を、超自然的な力の介入なしで説明しようとしたように、ヒポクラテスもまた、てんかん（「神聖病」と当時いわれた）、中風、錯乱、狂気、インポテンツといった、人びとを脅かした病気の説明に、超自然的なものを排した。

アスクレピオス派に数えられるヒポクラテスにとって、アスクレピオスの神殿治療は身近なものだった。かれは外傷や骨折の神殿治療には信頼しなかったが、それでも怪我人が治ってゆくのを見て、効果は治療よりも自然（本性）にひそむ力による、「自然は病気の癒し手である *Nouson phusies ietroi*」（『流行病』VI）と見抜いた。

ヒポクラテスはまた、自然学者が、四大元素として空気・水・火・土を数えたり（エンペドクレス）、熱・冷・湿・乾を対抗する力ととらえて（アルクマイオン）、すべてをそこから説こうとするのに反対する。熱（テルモス）はたしかに力だが、熱病（ピレトス）はそれだけではおこらない。熱病はむしろ体の成分としての体液の異常である。そういう認識をかれは、臨床の中から得たのであろう。多くの経験を重ね、「空気、水、場所」の環境が人間の健康と病気に及ぼす影響を調べる過程で、ヒポクラテスはイオニア自然学を「生理学・病理学」にしたのである。

ソクラテスが自然学に背を向けたのも、独断的で、かつ役に立たないからだった、とコーンフォードは指摘している。「なぜいま自分は牢獄に座って、死を待っているのだろう。身体の筋肉が収縮してここへ運び、こういう姿勢を取らせているのか、そうではない。私のこころが、アテナイの法廷の判決に従ったほうが良いと考えたからだ」――こうしてソクラテスは、外なる自然の研究より、人間の研究、しかも、ここからが医師ヒポクラテスと違うが、内なるこころ（精神）の研究へ向かうのである。ほぼ同じ時期に、ソクラテスはこころ、ヒポクラテスは生理の探究を目指して、イオニア自然学から「離陸」したのである。

「生命（ビオス）は短く技芸（テクネー）は長し。機会（カイロス）は逸しやすく試み（ペイーラ）はつまずくもの、そして判断（クリシス）は難しい」。ヒポクラテスの『箴言《しんげん》』はこう始まる。ここで、ジョーンズが挙げた三篇の論文から浮かび上がる「ヒポクラテス医学」の姿を眺めてみよう。

ヒポクラテスの自然治癒説

病気は体を作る成分、すなわち体液の乱れからおこる。

「体は体液の乱れを正常にしようとする。それは内なる熱の働きであり、誤って混和した、あるいは生《なま》の体液をそれが調理する」、こうヒポクラテスは考えた。料理人に医者の原型を見たヒポクラテス（『古い医術について』）らしいところである。調理で無害になり、健康な成分から分かれた「悪いもの」は、嘔吐、下痢、排尿、喀出、発汗、出血、化膿《かのう》といった、いろいろなルートで排出される。怪我のような局所病のときは、炎症の形で煮沸し、外来の有害物を消化し、膿《うみ》の形で排出する。いずれにせよ、こういう排出（体外への分かれ）は分利 crisis（*krino*=to separate という動詞に由来、体内の病気の分かれ目）を誘導する。排泄物の観察は臨床検査であり、予後の指針でもあった。『赤毛のアン』（モンゴメリ）の一節だが、アンのお隣の少女が高熱に苦しむ。しかし、彼女が、咳と一緒に痰《たん》を吐き出すと「たちまち楽になってきた」とアンが医師に報告するのは、まさに絵に描いたヒポクラテス医学である。

全身、局所を問わず、発熱から化膿まで、すべてを治癒効果のある過程と見るのであるから、ヒポクラテス医学は楽天的な思想である。まさに「自然は教えられずになんでもやる *Physies panton adidaktoi*」（『栄養について』）。医師の仕事は自然治癒にチャンスを与えることであって、これを妨げるものがあれば取り除けばよい、こう考えたのである。自然治癒といっても、人間と独立の「自然」や「天然」が力を振るうのではない。人間に潜む本性としての自然が「おのずから」働くのである。

「病名のない病理学」

医師は病気の経過をよく知る必要がある。結果が回復に向かうか、それとも死に向かうかを決めるためだ。この知識は予後（プログノーシス）と呼ばれる。古代の遍歴医にとって、早く予後を決め、治療を引き受けるべきか否か、ときには、町を離れる方がよくはないか、しばしば決定を迫られた。

ヒポクラテスも遍歴医だった、という点で史家は一致している。一ヵ所に定住する医者はその頃は稀だった。多くは渡り職人のように、御用聞きをして患者を探す。ある場所で患者がたくさんいると、臨時に「診療所」を仮設した。ヒポクラテスもそういう医者の一人だったのである。[注4] しかし、ヒポクラテスが、予後を診断（ディアグノーシス）以上に重んじたのは、遍歴医という業態のためだけではない。ヒポクラテス医学は診断の語彙を持たない「病名のない病理学」だったのである。

〔注4〕アメリカの脳外科医ペンフィールドはヒポクラテスを主人公にした歴史小説を書き、それはグルジア語を含む数ヵ国語に訳されたが、かれの許へ、ヒポクラテスがグルジアを訪れたことがある、という知らせが届いた。しかし、その詳細は不明のままであり、それが「コス島のヒポクラテス」であったかどうかは今も不明のままである。

ヒポクラテスは根底に体液病理学を持っていた。体液の良い混和（クラーシス）と悪い混和という、医学を長く支配した病理思想は、ヒポクラテス医学に始まる。『空気、水、場所について』によると、季節、食餌、大気の乱れによっても体液の乱れがおこる。そうして体液は体に遍満しており、病気はどこに、という問いも、病気はなに、という問いも不必要だった。体はつねに全身だったし、病気はつねに一つだった。

ヒポクラテスの医学と違って、コスと一衣帯水の岬の地にあったクニドス派では診断が重視され、病気分類が詳しく行われた。例えば、胆嚢《たんのう》に七つ、膀胱《ぼうこう》に十二、腎臓に四つの病気を、めまいに三つの型を区別した。病気は複数であり（diseases）、したがって「病名」はなに、「病気」はどこ、という問いかけが当然のようにされた。

ヒポクラテスにとって病気は単数 disease だ。かれが扱った病人は「急性病」が多かったが、それをかれは、つねに全身病として捉えていた。症例は違ってもそこには共通の病歴、共通する分利と予後がある。その「病人」に対する一般病理学は「病名のない病理学」であった。〔注5〕

〔注5〕病人の「病」は形容詞である。『病める薔薇』（佐藤春夫）というように、「病める」人である。こういう形容詞が先行して、名詞としての「病気」の観念が生まれた。コス派は「病める」人を対象とした。クニドス派は「病気」を発見したのである。

6　再発見されたヒポクラテス

死後その真価が再発見される例は珍しくないが、ヒポクラテスのように、死後数百年も経ってしだいに評価が高まった、という人物は少なくとも医学史にはほかにない。そういう経緯を詳しく調べたのは、古典学者エーデルシュタインや医学史家シゲリストである。

ヒポクラテスの生前には、かれは単に、多くの医師の中のすぐれた一人であった。ところが、ギリシア人がアレクサンドリアを作る頃、ヒポクラテスがしだいに突出した位置を占めるようになった。それでも初期アレクサンドリア時代には、かれはせいぜい養生法の三権威の一人であるに過ぎなかった。しかし、後期のアレクサンドリア人は、かれを医学の第一人者、最初の医学著作家であるとした。そして、ヒポクラテスの生涯に関する数々の伝説も生まれた。アレクサンドリアの図書館に保存されていた、前五〜前四世紀以後の医学書を調べた人は、その中の多くに、ヒポクラテスの学説が認められる、と信じた。こうして前三世紀末までに、著者ヒポクラテスという医学著作のコレクションが成立した。時が経つにつれて、研究者はしだいに無批判となり、ヒポクラテスのものとされる著作がますます増加し、現存する『ヒポクラテス集典』が成立したのである。仕上げはガレノスの仕事だった。ガレノスによってヒポクラテスが理想の医師、「この上なく神的 *theiotatos* な」存在（『自然の機能について』

第四章）と崇められたのである。

ガレノス以後、ガレノスは正典になったが、ヒポクラテスは聖典になった。正典はすたれるときが来るが、この聖典はほぼ永遠だ。近代に入ると、ある時代、ある国で「ヒポクラテス」と称されることは、医師に与えられる最高の名誉となった。イギリスのシデナム、オランダのブールハーフェはほぼそういう評価が定まっている。イタリアのラマッチーニも加えられるだろう。中国の扁鵲《へんじゃく》や張仲景《ちょうちゅうけい》も候補に上がった。逆にこういう優れた医師の生き方や仕事によって、古代ヒポクラテスのイメージが補強されていったのである。

ヒポクラテスとはなにものだったのだろうか。ジョーンズが推定する「科学的論文」の筆者は、医学を宗教と哲学から解放した医師・医学者ヒポクラテスである（*Hippokrates*）。旅から旅へ明け暮れたヒポクラテスは、その時代に数多くいた遍歴医の一人である（*A Hippokrates*）。「医聖ヒポクラテス」はアレクサンドリア・ローマ時代に作り上げられた象徴としてのヒポクラテスだ（*The Hippokrates*）。この三つの点の真ん中あたりで、私たちの主人公、白髪白髯のヒポクラテスは生きていたのである。

7　科学時代のヒポクラテス医学

十九世紀以降の科学時代に、ヒポクラテス医学も再検討の目を免れなかった。それはヒポクラテスへの批判と、これまでとかく敵役にされてきたクニドス派の再評価と結びついていた。フランスの医師ウダールはいう。『流行病』の著者（ヒポクラテス）は、予後への熱中のかげで診断を無視し、表面の症状は観察するが、真の原因を追求することはしない。ヒポクラテス派がやったことは、便、尿、汗などを調べ、その中に「消化」の徴候を探り、分利を告げ、死を宣告する、それだけではないか。――ヒポクラテスないしヒポクラテス派の医師を、怠け者といわんばかりの口吻《こうふん》である。そういえば、アリストパーネスの喜劇『雲』にも、「なんにもしない怠け者ども」に「藪井竹庵」が数えられていて、これがヒポクラテスらしい（高津春繁）から、ずいぶん昔からそういう評価があったのである。

しかし、『ヒポクラテス集典』を編集したリトレやジョーンズは、ヒポクラテスとヒポクラテス医学に、冷静な、しかも温かみのある評価を与えている。

ジョーンズはいう。――ヒポクラテスに目立つのは、あらゆる急性病に共通の症状を強調することだ。それは diseases（複数）から disease（単数）を取り出す作業ともいえる。プラトンの「イデア説」もそうだが、「個別」より「一般」を優先させるのがギリシア人の天性なのだ。当時、肺疾患とともにマラリアが多く、大概の病気がいわばマラリア的だった事情もこれを助けている。しかも治療は「良いことをするか、できなければ、少なくとも悪いことはするな」という消極的な態度が支配的だった。こうして個別の病理よりも、病的現象「一般」を重視するヒポクラテス医学が成立したのである。

　リトレは、ヒポクラテス説は前五世紀には正しかったし、十九世紀にはクニドス派が正しいのだ、という。その意味をジョーンズは、次のように説明する。

クニドス派（の各論的医学）は、今日の知識によって初めて実を結ぶことができたはずだ。そもそも「一般」病理学に基づく予後などありえない（「一般」からどうして個別の予後が推定できよう）。それでもなお、ヒポクラテスは、一般病理学の幻を追い続ける天才だった。クニドス人は、薄暗い道を足を引きずりつつ「個別の病気」を追う苦行者だった。しかし、必要な知識はかれらに乏しく、それを暗示する灯火さえ、はるか彼方にしかきらめかなかった。こうしてジョーンズは、二つの派に公平なまなざしを注ぐのである。

最後に、私見を二つ述べさせていただこう。

第一に、たしかにヒポクラテス派は病名を知らなかった。しかし、そのために、かえって病名を越え、病む人そのものに肉薄することができた。それが「一般病理学」の精神として、長く引き継がれ、医学史の根底を流れ、伝えられてきたのである。

第二に、ファリントンは『ギリシア人の科学』（出隆訳、岩波新書、一九五五）で、ギリシア医学の三つの源泉、神殿治療、自然学者の生理学、体育訓練者の指導のうち、神殿治療を除外し、ヒポクラテスにならって、代わりに料理人をあげることを提案した。その提案は理解できるが、癒しの術は全方位的に自由でなければならない。そのためには神殿治療の扉も、ほんのちょっと開けておいて欲しい。神頼みの道も閉ざさずにおいて欲しい。そう望みたいのだが、もちろんヒポクラテスも頷《うなず》くはずだ。かれも「アスクレピオス」の子なのだ。

第三章　アテナイの輝きとアレクサンドリアの残光

1　二人の大哲学者――プラトンとアリストテレス

伊東俊太郎『十二世紀ルネサンス』（岩波書店、一九九三）によると、ギリシアの科学に三つの段階が区別される。原著者の許しを乞いつつ、この区分をそのまま使わせていただく。

第一段階は、前六世紀頃から前五世紀にかけての「植民期の科学」、これはイオニアやイタリアの植民地を舞台とし、タレスからピュタゴラスを経てデモクリトスに至る。

第二段階は、前四世紀頃を頂点とする「アテナイ期の科学」、これは科学がアテナイで発展する時期で、ソクラテス、プラトン、アリストテレスらの哲学者が輝いている。

第三段階は、前三世紀頃から二世紀頃の「ヘレニズム期の科学」、科学の中心がエジプトのアレクサンドリアに移って、ここで精密な科学が発達を遂げる。

イオニアの自然学、ヒポクラテス医学を扱った前章は、この区別によると、およそ第一段階の「植民期の科学」に相当する。この節では、先ずプラトンとアリストテレスに触れる。それは第二段階の「アテナイ期の科学」に当たる。第三段階の「ヘレニズム期の科学」は次章以下の話題になる。

アテナイの疫病（前四三〇～前四二九）に続き、長期にわたったペロポネソス戦争（前四三一～前四〇四）はギリシアを荒廃させた。アテナイ人は前三九九年、ソクラテスを処刑した。こうして前四世紀の幕が開くのである。

プラトンの自然哲学と「魂」の区分

ソクラテスの弟子、古典ギリシア最大の哲学者プラトン（前四二七～前三四七）はアテナイで生まれ、アテナイで死んだ。かれはシチリア島に三度旅した。おそらくそこでフィリストンやフィロラオスから、シチリアとイオニアの学風を混ぜた医学の影響を受けた（オールバット）。

プラトンは『ティマイオス』で生理学・病理学を縦横に論じている。

四大元素（水・空気・火・土）の学説をプラトンはエンペドクレスから受け継いだが、さらにこれらの「元素」は本当はけっして元素ではなく、複合体なのだ、それは究極の成分に分解できるばかりではなく、そうして初めて元素の相互転化を説明できるとする。かれは四大元素（水・空気・火・土）と五種類の正多面体（プラトン立体Platonic solids）を、火に正四面体、土に正六面体、空気に正八面体、水に正二十面体と対応させる。そうして一つの正多面体が基本の三角形に解体して別の正多面体を作ることで、元素から元素への転化がおこる、と解釈した。現在なら「化学トポロジー」あるいは「位相化学」とでもいえるだろう。ところで、一つ余ったのが、各面が五角形から成る正十二面体である。プラトンは、これは宇宙のためにある、という理屈で元素との対応から外した。なお正六面体（立方体）の各面は正方形であるが、これは四つの二等辺三角形が結びついてできた、と説明して切り抜けた。

のちにドイツ人ケプラー（一五七一～一六三〇）が、プラトン立体で宇宙の構造を説明する、という「微笑ましい」夢を見た。いまは立ち入らない。

プラトンは、体液については、病的な分泌物としての粘液・胆汁が「魂の運行」に混じると「意気消沈」を来す、という。これはクニドス流の体液病理説だ。ただし魂（プシュケー）の研究者らしく、体液の精神への影響を重く見ている。

魂の内部の葛藤を、プラトンは『国家』、『パイドロス』、『ティマイオス』において「三区分」の形で表現した。『国家』で理性、気概、欲望と特徴づけられた魂の三つの部分は、『パイドロス』では一人の馭者と二頭の馬（資質も血筋も美しく良い馬と、その反対の馬）に譬えられ、『ティマイオス』では一歩進めて、体の中の局在が説かれる。神的なもの（理性）は頭部に、これと細い峡部（頸）を隔て、しかも「女の住まいと男の住まいを分けるように」横隔膜を作り、「勇気と血気をそなえた負けず嫌い」は胸部に、欲望の種族は腹部に住まわせた、というのである。

十五〜十六世紀のエラスムスはこの変形と思われる説を述べているし、十八世紀のシュタールの説にもこのプラトン説の匂いがする。

アリストテレスの生物学

アリストテレス（前三八四〜前三二二）は、マケドニアの医師の息子として生まれ、哲学者プラトンの弟子になった。「医者の息子によくあるように、かれは医学を嫌っていたらしい」（クールナン）。かれは「たくさんの動物を解剖したが、人体の解剖はしなかった」（シンガー）。人体解剖の代用として動物の解剖をする学者はいた。後のガレノスもそうである。しかしアリストテレスは、人体の代用ではなく、自然を研究する立場で動物を解剖した。それによってかれは医者ではなく、比較解剖学の創始者になった。

古典科学の偉大な編纂者としてかれは、『動物誌』、『動物部分論』、『動物発生論』を書いた。わが国では、島崎三郎の訳業(岩波書店、山本光雄編『アリストテレス全集』)によって、近づきやすいものになっている。

アリストテレスの生物哲学は「目的論」であった。「エンテレキー」はかれに由来する言葉で、*en*+*telos*(目的の中に)、内在する目的(テロス)という意味である。

　体のそれぞれの部分は、他の道具と同じで、なにかの目的、つまりなにかの働きのためにあるのだから、全体としての体もなにか複雑な働きのために存在するに違いない。(『動物部分論』)

鋸《のこぎり》は何のためにあるか、鋸を挽《ひ》くためだ。「鋸」は手段、「鋸を挽く」が目的である。体の各部はそれぞれ目的とする働きのためにあるし、全体としての体は魂(プシュケー)のためにある。アリストテレスによると、魂の在り処《あか》は心臓である。それはすべての動物にあり、熱と血液の源泉であり、最初に形成されて最後に死ぬ部分であり、体の中央部に位置している。これに対して、脳は、粘液（フレグマ）を分泌して心臓を冷却しているだけである。

　メスとオスは生殖の原理（アルケー）である。メスは土壌、オスは魂、あるいは、メスは質料、オスは形相である。「オスとは他の体内へ子を産む動物、メスとは自体内へ子を産む動物のことである。宇宙の場合も、大地の本性はメスであるから、それを〈母〉と呼び、天と太陽は、子を産むものであり、〈父〉と呼ぶ」（『動物発生論』）。

　メスとオスはなぜ区別され、なぜ交接するのか、「このような、〈何故に〉を求める思弁によって、かれの自然学は自然哲学となっている」（山本光雄）。

　プラトンが導入した四大元素（水・空気・火・土）の相互転化という考えは、アリストテレスによって受け継がれた。かれの考えでは、熱と乾で火が、湿と熱で空気が、冷と湿で水が、乾と冷で土が生ずるのであるから、こういう四大性質（熱・冷・湿・乾）の組み合わせが変われば、元素は他のものに転化するはずである。これはプラトンの正多面体仮説よりは、自然学（物理学）の方へ近寄っている。

　動物形態学へのアリストテレスの最大の貢献の一つは、等質部分（組織）と異質部分（器官）の区別である。等質部分は四大元素（水・空気・火・土）から、その化合によって作られる。例えば火と土から肉ができる。ここで火と土は質料、肉は形相《けいそう》である。水と土からは血液ができる。血液の凝固は、水分が蒸発して土質部分が固まるのである。

動物のある部分は単純——肉は肉に、骨は骨に分けられる（等質部分、組織）。ある部分は複合的——手は手に分けられないし、顔は顔に分けられない（異質部分、器官）。あらゆる複合部分は単純部分から、例えば手は肉と腱《けん》と骨からできている（『動物誌』）。この場合は、肉と腱と骨が質料、手は形相になる。そうして異質部分が組み合わさって身体になる。異質部分が質料、身体は形相になる。こういう段階の考え方はアリストテレスの特徴であって、のちに〈自然の梯子《はしご》〉*scala naturae* という形に洗練される。

生命の原理としての霊魂（プシュケー）に、アリストテレスは三つの部分を区別する。かれは人間だけを対象にして霊魂を論じた「先人たち」を非難した、といわれるが、そこにはプラトンも入っているのであろう。アリストテレスによると、霊魂は生命であり、すべての生物がそなえているのである。

三つの部分とは——植物の霊魂は「栄養的部分」から、動物の霊魂は、「栄養的部分」と「感覚的部分」から、人間の霊魂は、「栄養的部分」、「感覚的部分」に加えて「思考的部分」から成っている。ここでも「栄養的」、「感覚的」、「思考的」と上位のものは下位のものを含みながら、梯子を上がってゆく。「梯子」というのは一種の進化説である。

アリストテレスは動物を有血動物と無血動物に分け、有血動物に人類、胎生四足類、卵生四足類、鳥類、魚類を、無血動物に軟体類、軟殻類（甲殻類）、有節類（虫類）、殻皮類（貝殻類）、最下等で植物に近い動物（植虫類）をあげる。かれは著作全体で五百八十一の動物名をあげている、といわれる。

霊魂は生命である、といっても、その生命は突如として出現したのではない。「自然界は無生物から動物にいたるまでわずかずつ移り変わってゆく」（『動物誌』）。この大自然学者にとって、無生物と生物の間も、越えられない淵ではなかった。移り変わりのための梯子を、かれは見ていたのである。

2　アレクサンドリアの医師たち

アレクサンドロス大王の死（前三二三）から三百年は、ギリシア文化が東は中央アジア・インドまで、西はエジプトまで普及した「ヘレニズム」の時代である。建設者にちなんでアレクサンドリアと命名されたエジプトの港湾都市が、ギリシア文明・医学の中心になる。東方のバクトリアでヘレニズムと仏教が交流したように、アレクサンドリアでは、ギリシア思想がエジプトの占星術・錬金術、ユダヤ教、キリスト教と混合した。ユークリッドの幾何学、アルキメデスの力学、アポロニオスの幾何学・測量学もこの地が生んだ。そうして、初期のアレクサンドリアで、解剖学が初めて公認の学問になった。ギリシア科学の第三段階としての「ヘレニズム科学」がここに開花するのである。

アレクサンドリアが解剖学、生理学に残した二人の名前は、前三〇〇年頃のヘロフィロスと、前三〇四年頃〜前二五〇年のエラシストラトスである。かれらはともにアレクサンドリアのムゼウム（博物館および学校）の教師であった。

解剖学の父ヘロフィロス

ヘロフィロスはコスのプロクサゴラスに学んだ。かれは人体も解剖し、最初の解剖学書を著した。腸の一部を「十二本の指」*dodekadaktylon* と命名したのはかれであって、これがアラビア語経由でラテン語化し、duodenum（十二指腸）になったのである。「前立腺」もかれが命名した。かれは神経を運動性と知覚性に分け、脳が知能の座である、としてアリストテレスの心臓説を退けた。動脈と静脈の区別をしたし、本来、気道を意味した動脈が、実は血液を含むことを知っていた〔注1〕。

医者としてのヘロフィロスは外科や産科に興味をもち、薬剤を「神の手」と呼んだり、静脈切開を好んだり、もともと属したヒポクラテス派の「自然治癒主義」から一歩踏み出す積極的な治療師としてふるまった。

〔注1〕 動脈に当たるラテン語 arteria は「空気 *aer* を運ぶ *tereo*」から来た。つまり、気道を指していたのである。ついでに、静脈 vena の語源ははっきりしないが、一つの説は *venio*（来る、戻る）というラテン語動詞に由来する、というもので、血液が静脈を通って心臓へ戻るからだという。なお動脈、静脈、神経という言葉が日本医学の語彙になったのは『解体新書』（一七七四）以後である。それまでは、動脈は解剖学ではなく脈診の用語であった。静脈は表面の観察から青脈とか紫脈と呼ばれていたのが、血脈、静血脈を経て静脈になった。神経は完全に『解体新書』の造語である。

生理学の父エラシストラトス

エラシストラトスは生理学の父と呼ばれている。ニワトリの飲食物、排泄物の目方を計って、物質の一部が「不感蒸泄」（知らない内に体表面から水分が蒸発する現象）によって失われることを推定した。かれはデモクリトスの哲学に親しみ、生体の最終単位はアトムであると考えていた。デモクリトスとともに唯物論者であった。

すべての器官には、静脈、動脈、神経という「管系の三つ組み」が、分岐しながら細かくゆきわたっており、その末端が編み合わさって組織を作る、——エラシストラトスは観察に基づいて（観察の及ばない範囲は想像で補って）こう考えた。そのころは、神経も中空の微小管とされていたのである。体は血液と二つの種類のプネウマによって養われている。血液は静脈で、プネウマは動脈と神経で運ばれる。肺で取り込まれた空気がプネウマの原料で、それが心臓で「生命のプネウマ」に変わり、動脈で体中へ送られる。このプネウマが脳へ達すると、おそらく脳室で「心のプネウマ」になり、それは体の方々へ神経によって運ばれる。これがかれの生理系であった。

病気の成り立ちについては、多血症が局所におこって、プネウマの道を塞ぐことを重視した。師事したメトロドロス（クニドス派）の影響とされている。晩年不治の癌にかかり、みずから命を絶った、と伝えられている。

3 プネウマとはなにか

語根 PU（浄化する）に由来するプネウマ *pneuma* という概念は、インド人のヴァータ（風）、中国人の「気」にも通ずる。ギリシア人はこれを変幻自在に駆使した。

素朴な意味では大気、それが呼吸気になり、生命の意味になり、さらに霊魂にもなった。

エラシストラトスやガレノスが用いるプネウマは（ギリシア語とラテン語）、

生命のプネウマ　*pneuma zootikon*　spiritus vitalis　（心臓）

心のプネウマ　*pneuma psychikon*　spiritus animalis　（脳）

自然のプネウマ　*pneuma physikon*　spiritus naturalis　（肝臓）

始めの二つはエラシストラトスが使ったが、第三のものはガレノスが加えた。カッコの中は、それが作られる、と見なされた器官である。

原料としての、外来性のプネウマに、一次のプネウマ（吸気）spiritus primus と、二次のプネウマ（呼気）spiritus secundus が区別されることもある。

のちにキリスト教徒はプネウマを「聖霊」と解する。「あかしをするものはプネウマと水と血」（「第一ヨハネ書」五・七〜八）、これは一種の体液病理学である。そしてパウロは「霊と心と体を健やかに保つ」（「第一テサロニケ」五・二三）よう勧めるのである。

「第一ヨハネ書」は、エペソまたはその付近でヨハネが書いた、と推定されている（前田護郎）。エペソ（エフェソス）はイオニア自然学の本場、数百年前に、あの

「火」を万物の始めとしたヘラクレイトスがいたところである。

プネウマには、精気、霊魂、霊などの訳語が当てはめられる。これに似た概念のプシュケーは心とか精神とか訳されるが、プネウマとプシュケーの区別は容易ではない。アリストテレスの『霊魂論』ではプシュケーが霊魂、ヌースが理性である。新プラトン主義の哲学では「一者」としての神を頂点におき、ここから下へ、ヌース（理性）、プシュケー（霊魂）、ピュシス（自然または本性）、ピュレー（質料）という段階を分ける。

日本語だけではなく、ヨーロッパの諸国語を加えても、よけい混乱がひどくなる。例えばフランス語でいうと、「âme と esprit は多くの点で入りまじり、重なり合う」。ここに『新約聖書』の各国語版を用い、霊・心・体に当たる語を、ギリシア語、ラテン語、フランス語、英語、ドイツ語で比較して示しておこう。

日本語	霊	心	体
ギリシア語	*pneuma*	*psyche*	*soma*
ラテン語	spiritus	anima	corpus
フランス語	esprit	âme	corps

英語	spirit	soul	body
ドイツ語	Geist	Seele	Leib

もう一度パウロだが、かれは「霊 *pneuma* と心 *psyche* と体 *soma* を健やかに保つ」よう勧めた。つまりプネウマとプシュケーをはっきり区別したのである。

プトレマイオス王朝が幕を閉じると（前三〇）、アレクサンドリアから科学の光が消えた。解剖学もヘロフィロス、エラシストラトスの世代からあとは続かず、長い眠りに入った。医学の伴侶として復活するのは千五百年も先の話である。

4　医学にとっての解剖学

「ある意味で解剖学的本能というものがある」とシンガーはいう。その源泉は人類以前に遡る。例えばトラが一つかみで相手の首を折り、ヒメバチが獲物の腹部に急所があることを知っている、といった具合である。先史時代人が洞窟に残した絵には、ゾウや野牛の心臓に印がある。こういう「急所観」は、たしかに解剖学の一つの源泉であったであろう。しかし、この「源泉」は、残酷なイメージを伴っており、解剖に対して親しみどころか嫌悪を促し、禁忌の要因にもなったにちがいない。

音や光が出る玩具があると、中を覗いてみよう、蓋があったら開けてみよう、という経験は誰にもある。こういう自然な好奇心が解剖へのモチーフになったとき、それが「解剖学」へ育つ可能性も大きかったはずだ。例えば十六世紀のヴェサリウスがそうだった。「どんな動物もかれの前では安全でなかった。イヌ、ネコ、マウス、ラット、モグラ、手に入るものすべてを、かれは几帳面に解剖した」とシゲリストはいう。こういう「解剖好き」にはネコもモグラもかなわない。

もしその玩具が故障したら、大切な玩具であればあるほど、なんとか修理して元の形、元の動きに戻したい、と思うのが普通だ。それはいつでも可能ではない。しかし、医学史の上ではこのようにして、理髪と兼業だった外科という修理術が、解剖学と交錯しながら進歩していった。

やがて外科と医学（内科学）とは、対象が共通であり、互いに協力することが実り多いことを知る。外科と医学のきびしかった境界が取り払われるのは、十八世紀から十九世紀にかけてのことだから、ずいぶん長い歴史を要したものだが、医学を長く支えてきたのが体液病理説で、病気の局在などにはまるで関心を払わなかったためである。おまけに中世を通じて、キリスト教会は、体は魂に比べて価値がない、という立場を取り、解剖に好意を持たなかった。アラブ、インド、中国でも解剖学は進まなかった。

解剖が市民権を得るためには、肉体の美とメカニズムに価値を認めた、ルネサンスの芸術家や解剖学者の出現が、さらに宗教の改革（新しい神の創出）が必要だった。

こうして解剖学は十六世紀ころから、まず芸術家の手によって、ついで解剖学者のメスによってさかんになった。この解剖学が、十六〜十九世紀にかけて、ユーラシア大陸のギリシア・アラブの伝統医学を近代西洋医学に変貌させたことは、三木亘が『世界史の第二ラウンドは可能か』（平凡社、一九九八）で説くとおりである。「慰めと癒し」に由来した伝統医学は、解剖学と結びつくことで様相を変え、「近代」のものになったのである。

体液病理説が排泄物の観察で内容を豊かにしたように、固体病理説は、解剖学によって器官とそれらの関係を学び、その内容が具体的になってゆく。

第四章　イエス、ガレノス、そして中世

1　パレスチナの治療師イエス

ローマの歴史家タキトゥス（五六～一一五頃）は『年代記』（巻一五、四四、國原吉之助訳、岩波文庫、一九八一）に、「クリストゥス（キリスト）なる者は、ティベリウスの治世下に、元首属吏ポンティウス・ピラトゥスによって処刑されていた」とそっけなく書き記した。

ローマ人から見ると、エジプト人やユダヤ人は、帝国の辺縁に住む「邪教」の民だった。とくにユダヤ人は一神教を奉じ、独特の教典をもつ奇妙な人種だった。そのユダヤ人がイエスを生み、イエスの磔刑《たっけい》のあと、パウロや使徒がキリスト教を育て上げた。それは弾圧・迫害を受けながら、急速にローマ社会に定着した。コンスタンティヌス帝はキリスト教を公認し（三一三）、テオドシウス帝はキリスト教を国教とした

（三八〇）。キリスト教の勝利は、「ヘレニズム」と並ぶ、もう一つの普遍思想の成立であるが、やがてそれが、世俗の王権と競い合う教会権力に発展することを、誰が予想したであろうか。

イエスの事績は『新約聖書』の中の『福音書』で語られている。『福音書』は、イエスの事績を反映する唯一の資料である。そこには、イエスが行ったさまざまな癒しが記述されている。形の上では、イエスの職業は説教者・巡回治療師であった。五百年前のヒポクラテスと同業だったのである。

そのころ病気は一般に罪と考えられており、それから逃れる方法は、神殿で祭司の供犠を受けるか、民間の治療師に助けを求めるしかなかった。ヒポクラテスの場合には、『急性病』や『流行病』の著作が示すように、対象が主に急性の病気だった。しかし、イエスのところへ来る病人は、悪霊憑き（精神疾患やてんかん）、らい病人（各種の難治性皮膚病を含む）、盲人、身体を損なっている者など、ほとんどが慢性病や重度の障害者だった。それだけに、かれらの罪意識も深かったのである。

「使徒行伝」八・九のシモンというサマリアの魔術師も、民間治療師の一人だったし、ルキアノス（一二〇頃～一八〇頃）も「パレスチナから来るシリア人祈禱師」が、高い治療代を取って、「月光に倒れ、目をむき、口に泡をためる人を治す」ことを書いている。「マルコ書」五・二五以下の「長血をわずらう女」は、「多くの医者になやまされ、全財産を使いはたした」。治療師・医者はたくさんいたが、かれらの多くは、癒すよりも悩ます存在だったのである。そういう状況の中へ、治療を商売とせず、しかも罪の観念にとらわれない治療師が登場した。イエスと彼の弟子たちである。弟子たちもユダヤ人だったが、ただ一人ギリシア人がいた。アンティオキア出身のルカ、かれは医師であった。『医者ルカの物語』（栗栖ひろみ、ロバ通信社、一九九〇）はかれの経歴を見事に再現している。

「ラビよ、罪はだれが犯したのですか」。生まれつきの盲人を見て、弟子がイエスにこう尋ねた。イエスは答えた。「この人も両親も、罪を犯してはいない。神の仕事がかれに現れたのだ。とすれば、私をつかわした方の仕事を私はやらなければならぬ」。こうしてイエスは「目しい」から罪を切り離した（「ヨハネ書」九・一以下）。イエスは唾で練粉を作り、目しいの両目の上に塗って、池で洗うように指示し、かれは見えるようになって帰った。

「目しいは見、足なえは歩み、らい者は清まり、耳しいは聞こえ、死人はよみがえる」（「マタイ書」一一・五）。『イエス伝』（一八六三）の著者ルナンは、「奇跡は衆人の生むわざであって、施す者のわざではない」と指摘する。期待に満ちた民衆の信頼と期待のまなざしが、イエスの施術を奇跡にしたのである。

イエス・キリストを初めて医師、癒しの人と呼んだのは、アンティオキアの司教イグナティウスで一一〇年頃のこと、『エフェゾの教会への手紙』の中でその言葉を使っているという。磔刑ののち八十年を経て、イエスは医学史上の人物として認知を受けたのである。

イエスが「巡回治療師」としてヒポクラテスの後裔だったとすれば、イエスの死後、キリスト教が地中海世界の「女神たちの伝統」（石井美樹子、一九八九）を取り込んだとき、「聖母マリア」はイムホテプ、アスクレピオスの継承として、神秘の癒しを期待される存在となった。神殿の扉はいま「聖母マリア」に通じたのだ。

シゲリストは書いている。――「ゼウスの息子たち」（ディオスクロイ）の地位は殉教者コスマスとダミアンが占めた。医者・伝道師であったかれらが、いま医術の保護者になった。アポロン信仰は終わった。ベネディクトゥス（四八〇頃〜五四三、聖ベネディクト会の創始者）はモンテ・カシーノの太陽神寺院を破壊し、その場所に修道院を建てた。パラチンのアポロン大神殿も破壊され、聖セバスティアヌス（ディオクレティアヌス帝時代の殉教者）の教会が作られた。

2 ローマ人の医学

アメリカの統計学者マクドネルは、碑文資料を使って古代ローマ市民の死亡表を作成した。平均寿命は男子二十二歳、女子二十一歳、かなり低いものだが、注目されることは、標準偏差が男子二十歳、女子十六歳、標準偏差／平均の比が一に近く、ほとんどポアソン分布なのである。つまり野鳥と同じで、老いを待たず、ランダムに死んでゆくのである。奈良公園のシカも似たタイプらしい。ふつう二十歳は生きるといわれるシカが、ここでは平均寿命はわずか六歳、死因の第一は野犬によるもの、次が交通事故だという（上田正昭による）。ローマ市民は野鳥やシカなみに生き、死んでいたのである。

しかも奴隷や処刑者、宗教的迫害の犠牲者は、統計数字に含められていない。それらはまさに「数えきれぬ」死であった。

ローマ人はギリシア人を上回る迷信好きで、医学に関心がなかった。前四世紀からギリシア人医師の移住が始まった。絶え間ない戦争は軍医を必要としたし、裕福な階級は家庭医を欲しがった。ユリウス・カエサル（ジュリアス・シーザー）は、ギリシア人医師にローマの市民権を与えることで優遇した。まさに「征服されたギリシアが野蛮な征服者をとりこにした」（ホラティウス）のである。

ローマ医学の流れのうちには、体液病理派（ヒポクラテスの継承派、ドグマティスト）があり、また固体病理派もあった。例えば方法学派（メソディスト）で、これはエラシストラトスから、小アジア出身のギリシア人医師アスクレピアデス（前一世紀頃）が引き継いだ。かれは、体を活性化するのはプネウマの作用だとした。ヒポクラテスの自然治癒説に反対し、医師の介入、すなわち、食餌、水浴、体操から成る積極的な治療を唱えた。食餌の中で、とくにワインを重視し、それが人気の秘密だったらしい。この学派の大成者はラオディケアのテミソン（前五〇年頃生）、かれは体の内部に小さな管腔系を仮想し、それが過度に狭窄《きょうさく》または拡張したとき病気になる、といった。治療の「方法」はただ一つ、その逆方向への矯正である。簡易な医学は人びとに歓迎された。歴史は繰り返す。十八世紀のブラウンもよく似た発想でヨーロッパを席巻したのである。

プネウマ派の登場は一世紀である。アッタリアのアテナエウスを創始者とするこの学派は、生命観から物質を排除して、あらゆる生命の源泉をプネウマに求めた。その考え方は「宇宙の摂理にしたがって」生きる、ストア哲学に通ずるところがあった。

大帝国ローマには各地の物産が集まり、知的関心は、創造よりも、伝承や知識をまとめる方向へ向かいやすかった。そこで脚光を浴びるのが、三人の大著作家である。

ケルスス（前三五／二五〜四五／五〇）は『医学論』の著者、希代の百科全書家である。ティベリウス帝の治世に活躍した、つまりイエスと同時代人である。いまでも病理学の教科書が欠かさない、発赤 rubor、腫れ tumor、熱 calor、痛み dolor、という「炎症の四大徴候」は、『医学論』第三巻十章の記述に基づいている。

三十七巻に及ぶ『博物誌』の著者、博物学者プリニウス（二三／二四〜七九）は少しおくれて登場する。多くの著作を完成し、ヴェスパシアヌス帝（治世六九〜七九）に重用されて要職を歴任したが、ヴェスヴィウス火山の噴火を観察中に殉職した。

ディオスコリデス（およそ四〇〜九〇）は薬物学の父、かれは臨床家で実験を重視していた。大著『薬物について』は、七七年頃書かれたらしい。この本はルネサンス期まで、薬物・薬理学のテキストとして使われた。

ローマ人は医学には不熱心だったが、大がかりな工事をして、その点ではオリエントやアジアの専制国家にひけを取らなかった。上下水道や公衆浴場が建設され、大版図を維持するために、舗装された街道が整備され、河には石橋がかけられた。すべての道はローマに通じた。シェンキェーヴィチの小説『クオ・ヴァディス』の舞台になったアッピア街道もその一つである。

アッピアというのはこれを建設した、盲目の監察官アッピウス・クラウディウスの名前に由来する。かれは壮大な水路も建設した。そしてローマ人は、下水と塵芥の処分にも取りかかり、大広場の汚水を流し出す「大下水」(クロアカ・マキシマ)を作った。

しかし、ローマ帝国は崩壊し、水道と運河は砂に埋もれた。ある設備・工事が衛生の一要素たりうるかどうかは、歴史と地理の状況で決まるし、衛生の必要条件は複合的であり、道路や水道は多数の要素の一つに過ぎない。民衆が望んだのは、むしろ「悪徳」のクロアカ(総排泄腔)だったはずである。為政者が道路や水道を建設したとき、「健康を守る」衛生の本義は見失われていなかったかどうか。その時代、民衆は野鳥やシカ以下の存在だった。技術史上の偉業はそれとして評価しつつ、医学の目はその本質を見ることが必要である。

3　古代医学の総決算ガレノス

ガレノス(一二九頃〜一九九)はヒポクラテスよりおよそ六百年後の人である。ヒポクラテスを始めとするギリシア医学の大小の流れが、ガレノスという大湖に流れ込んだ。アレクサンドリアの解剖学は、ガレノスにとって、ヒポクラテスにとってのイオニア自然学のように重要な意味をもっていた。

ガレノスの生涯

ガレノスはギリシア人の息子として、小アジア（アナトリア）のペルガモンに生まれた。この都市は文明の一中心地で、有名なアスクレピオス神殿があり、巡礼者の訪問地であった。紀元一七年、都市は地震で破壊されたが、ハドリアヌス帝の代（ガレノス誕生のころ）に復興した。ガレノスの父ニコンは建築家で、教養のある人物であった。神殿の建築と関わりをもっていたらしい。一六六年、今度は疫病が襲いかかった。それでも都市は発展し、カラカラ帝（治世二一一～二一七）の頃、つまりガレノスの没年前後には、ペルガモンの人口は約十五万を数えた。

ガレノスは、ペルガモン、スミルナ、コリント、アレクサンドリアで教育を受けた。各種の哲学を学んだほか、解剖学と医学に十二年を費やした。

二十八歳のガレノスは、郷里の地で剣闘士学校の医師に任命された（一五七）。しかし、四年後、志を抱いてローマへ行く（一六二）。ローマで、ガレノスは、臨床医として名声を得た。しかし、ガレノスのローマ生活は中断される。かれは医師仲間の無知や拝金主義をあからさまに軽蔑していた。「追剝《おいはぎ》と医者とは差別がない。ただ追剝は山野で、医者はローマの真中で、悪事を働くだけのことだ」、かれはこう言った（小川政修『西洋医学史』、真理社、一九四七）。医師たちと折り合いが悪かったのは当然であろう。おまけにどの学派にも属していない、となれば、ローマの風は冷たかったはずだ。一六六年、かれはペルガモンに帰る。しかし、わずか一年後、マルクス・アウレリウス帝に呼び出されてローマに戻った。「ガレノスのほかに医者はいない」と、このストア哲学者がいったと伝えられている。皇帝はゲルマン人の討伐にかれが同行することを望んだ。しかし、「この種の愛国心は、ペルガモン人に呪符として通用しなかった」（ブロック）。かれは同行を断り、王子の養育係として宮廷にとどまった。一九二年、大火によって、倉庫にあったかれの著作はかなり失われた。かれは一九九年頃没した。

かれの著作はおよそ百八十篇といわれるが、残っているのは約百二十篇。ロエブ版の『古典叢書』には、『自然の機能について』がギリシア語、英語対訳でおさめられている。その邦訳として、二宮陸雄『ガレノス自然生命力』（平河出版社、一九九八）、種山恭子『自然の機能について』（京都大学学術出版会、一九九八）がある。

ガレノスの解剖学

ガレノスは解剖学の価値をよく認識していた。解剖学なしの医者は、設計書なしの建築屋だ、こういったと伝えられる。かれの父が建築技師だったことを思い出す。

解剖経験はサルとブタに限られていたが、かれはそれをためらわず人体に当てはめた。おそらくかれは、生体構造の統一・一致を信じていたにちがいない。人体の解剖は禁じられていた。しかし、かれはアレクサンドリアで骨格の勉強は熱心にやった。骨や筋肉では詳しい記述を残し、かれの命名が、一部はそのまま今に伝わっている。

脳についてもおおよその構造を理解し、七対の脳神経を区別したし、知覚・運動神経の別を知り、交感神経系を発見した。脊髄の切断実験をブタについて行い、反回神経を切ると発声の障害がおこることを示した。

同郷の哲学者でローマでの恩人エウダモスが手指の知覚障害をおこしたとき、ガレノスは解剖学に基づいて、上腕神経叢に原因があると見抜き、的確な治療で治癒させた。

ガレノスの生理学

『身体各部の効用』という、アリストテレス風のタイトルを持った本がある。おそらくこれは、かれの「自然哲学」をまとめた代表作である。第四巻はこう始まる。――動物のあらゆる部分は栄養が必要なのに、食べ物が体に入る道はただ一つ、口だけであり、口から幹線路が胃に延びている。胃は動物のすべての部分のために、体の中心に作られた貯蔵庫である。この貯蔵庫は食餌に最初の処理を加える（第一の「消化」）。そうして不要物を下方へ捨て、良い性質のものを選んで静脈、今でいう門脈へ渡す。門脈は胃で処理ずみの栄養物を肝臓へ運ぶ。肝臓は、胃で処理され、乳糜《にゅうび》にまでなった栄養物に最終の仕上げを加え、それによって栄養物は真正の血液になる（第二の「消化」）。「真正の血液」というのは「四大体液」である。あまった乳糜は尿として腎臓から排泄される。

第三の「消化」は体の末梢でおこる。木の枝の先に実がなるように、血液によって器官・組織が作られ、再生する。あまった成分は汗として皮膚から排泄される。

エラシストラトスでもガレノスでも、人間は栄養とプネウマで生きる。薪を燃やすのに大気が必要であるように、栄養が生きたものになるにはプネウマが必要だ。現代風に「負のエントロピー」と解釈してよいだろうか。そのプネウマの面から血液の動きを追うと、エラシストラトスの説では、肺から入った空気が心臓で「生命のプネウマ」に変わり、それが脳で「心のプネウマ」になった。しかし、ガレノスは、肝臓で作られ、血液に与えられる「自然のプネウマ」から出発する。こうして、エラシストラトスでは二つだったプネウマが三つになる。肝臓、心臓、脳という三つの要の器官があり、血液はそこを、当時知られている血管路を通って行き来するのである。循環という観念はなかったから、圧や流量を考慮する必要はなかった。あたかも江戸時代の「街道絵図」のように、整合性のあるルートを推定すればよかったのである。

肝臓で、自然のプネウマと栄養物質で充電された血液は、静脈を通じて右心室に入る。右心室から血液の一部は（いまの観念で「肺動脈」を経て）肺へ運ばれ、混じり物を発散させる。一部は（ここからが巧妙）心室中隔の微小な通路を通って、左室へしたたり落ちる。ここで血液は外界から（気管と「肺静脈」を経て）やってきた大気（原料の「プネウマ」）と接触し、「生命のプネウマ」を付与された動脈血になる。この動脈血は、動脈経由で全身に分配されるが、脳へ達した部分は、その一部で「心のプネウマ」を与えられ、それが神経（中空の管）によって分配される。

ガレノスはまとまって栄養、プネウマ、血液移動を論じているのではない。著書の方々で、これに関連する事項を述べており、後世の人がそれに解釈を加えた。そうして千年もかけてガレノスの生理説が（病理説も）生まれ、そうして今度はそれを、人びとはこわしにかかった。中世からルネサンスにかけておこったのはそういうことであった。

ガレノスの病理学

医師としてガレノスはヒポクラテスに忠実であった。かれも医学理論の基礎を、四大体液、四つの元素、四つの基本性質においた。ヒポクラテスにならって、体内の「調理」説を守り、熱や化膿《かのう》に適用した。

ただし「称賛される膿《うみ》」――化膿は自然が異物を調理している証拠であり、嫌ったり防いだりすべきではない、むしろ称賛されるべきだ、という考えはガレノスから始まったもので、中世の外科医はこれを忠実に守った。これが示すように、「自然治癒」への信念は、ガレノスではヒポクラテスを越えていた。アリストテレスの目的論や、「自然にかなった生活」というストア思想の影響が指摘されている。治療法として、ガレノスは食餌、マッサージ、運動を重視したが、同時にたくさんの植物生薬《しょうやく》（ガレノス製剤）を作り出し、瀉血《しゃけつ》をすすめた。ヒポクラテスを、ここでもかれは越えていた。

ガレノスは、「ギリシア哲学とキリスト教を同じ位置においた最初の異教徒著作家」

（メレディト）であり、「ストア派とキリスト教の中間に位置した」（シンガー）。

4　中世の医学

ガレノスのあと、ギリシア医学は不毛であった。ローマ人のラテン語は、自前の医学著作を生み出さなかった。古典としてのギリシア語文献を編集・解釈するだけの時代になった。本来の「中世」が始まる前、その担い手はビザンチン文化圏であった。オリバシウス（三二五〜四〇三）はペルガモンで生まれ、アレクサンドリアで医学を学んだ。ユリアヌス帝の侍医として仕え、その命令で『医学集典』を著した。キリスト教徒の医師は、チグリス右岸のアミダ（現トルコ・ディヤルバキール）出身のアエティウス（六世紀初期の人）に始まる。かれはアレクサンドリアで学び、ビザンチンで仕事をした。その著作の中では、とくに毒物学が評価されている。トラレーズ（現トルコ・アイディン）のアレキサンダー（六世紀）もビザンチン医学者だが、ローマで医者をやり、多くの弟子を育てた。かれの著作はアラビア語、ラテン語に訳された。そしてアエギナ（ギリシア・アッティカの島）のパウルもアレクサンドリアで修業し、ローマへ来た。『医学について』の著があり、アラビア語に訳された。

紀元五二九年にユスティニアヌス帝がアテナイの学園を閉鎖した。同じ年、ベネディクト派の僧侶がモンテ・カシーノに修道院を建てた。この二つは、古代が終わり、新しい文化が始まったことを示す象徴的な出来事であった。

およそ五〇〇年から一五〇〇年に至る千年が中世医学の時代である（アッカークネヒト）。中世の医学は、古典医学の名残、キリスト教、ゲルマン諸族の伝統、押し寄せるアラブの影響、こういうさまざまの要素から成り立っていた。

サレルノとモンペリエの医学校

ペルシアのジュンディ・シャープールには五世紀末から医学校があったし、中国は唐代（六二四）に太医署という医学校を設置した。およそ二百年おくれたが、南イタリアの港町サレルノに九世紀に医学校が設けられ、十一〜十二世紀にかけて栄えた。

サレルノは六四六年からゲルマンの一部族、ランゴバルド人が治め、八三九年からは独立のサレルノ侯国だったが、一〇七六年ノルマン人、一一九四年ドイツ・ホーエンシュタウフェン家が支配した。一二六八年ホーエンシュタウフェン家が滅亡し、一二八二年まで、南イタリアはフランス人が占領する。

サレルノは、アラブが支配していたシチリアにも近く、街角ではギリシア語が聞かれ、商人、巡礼者、保養客、医者、聖職者があふれていた。この地に近いモンテ・カシーノの修道士コンスタンティヌス・アフリカヌスがアラビア語から訳した医学書も、サレルノに強い刺激を与える。この医学校は、当時の突出した医学施設として、ヨーロッパ各地から学生を集めていた。ホーエンシュタウフェンのフリードリヒ二世は、一二二一年に、サレルノの学部長の公認なしに医業を行ってはならない、と布告した。

サレルノ医学校の文書としては、『サレルノ養生訓《ようじょうくん》』が有名である。韻文で書かれており、「なに三人の医者がいるさ。笑いと、安静と、腹八分」(*medici tibi fiant, Haec tria, mens laeta, requies, moderata diaeta*)といった具合である。

笑いとはユーモアであり、ノーマン・カズンズ『笑いと治癒力』(松田銑訳、岩波書店、一九九六)、アルフォンス・デーケン『ユーモアは老いと死の妙薬』(講談社、一九九五)など、その治癒作用は今日でも認められている。ユーモアと体液はともにhumorで、兄弟語である。この名詞は体液のときは「数えられる名詞」でギリシア人も四大体液を数えたが、ユーモアとか気分という意味では「数えられない」(複数にできない)名詞であり、これはプネウマに近い。

そうして、サレルノ医学の基調はもちろん体液病理説であった。診断法のうち、重視されたのは尿の検査である。病気が体液の異常からおこるとすれば、当然その異常は血液に、ひいては尿に現れるはずであり、尿の色や濃さは患者の状態を探るための大切な徴候と見なされた。尿診断法の参考書として権威があったのは、七世紀頃のビザンチンの医師テオフィルス、九三二年に死んだユダヤ人医師イサーク・ユダエウスのものである。それらの書物は十一世紀からラテン語化されて、サレルノでも使われるようになった。中世末期には尿診断が、医師のもっとも重要な任務とされ、マトゥラ（いまの言葉でポット）というフラスコ形の瓶（尿瓶）は、近代の聴診器のように、医師のシンボルとなった。

サレルノは、十三世紀初め、フランスのモンペリエ（ここもイスラム・スペインの刺激をじかに受け取った）に医学教育の首位の座を譲り渡した。モンペリエの医学を証言するのは『カンタベリー物語』（チョーサー、一三四〇頃〜一四〇〇）に登場する「医学博士」である。モデルはジョン・オヴ・ガデスデン（一二八〇?〜一三六一）とされている。その医術は、占星術と、「冷・熱・湿・乾」の元素説、それに体液病理説であった。

病院と看護の起源

イムホテプやアスクレピオスの寺院は、病院と医育施設を兼ねた癒しのセンターであった。前五世紀のスリランカの病院、前三世紀にインドのアショーカ王が建てた病院については後に述べるが、前者はおそらくバラモン教、後者は仏教と関係があった。前一〇〇年頃、ローマ人も病院を建設したが、戦争に明け暮れたローマ人らしく、それらは軍病院であり、傷ついた兵士を看護したのは看護兵卒であった。

三一三年、コンスタンティヌス帝がキリスト教に改宗し、異教の病院は廃止された。その頃まで、病人は社会から隔離されるのが普通だったが、キリスト教はむしろ、病人と、看護する仲間との密接な関係を強調した。

三七〇年頃、カエサレアの司教バシリウスは、カッパドキアに病院を含む新しいコロニーを作った。「私たちは、他国の人や旅人、なにかの病気で看護を必要とする人、安らぎを要する人、さらには看護人、医師、案内人とラバのための家を作った」とかれは総督に書き送っている。東方のローマ帝国領では、これにならって病院の建設が相次いだ。

ベネディクトゥスが、六世紀初め、モンテ・カシーノに建てた修道院は、瞑想的な修道生活よりも社会への奉仕を重んじ、病人の世話を優先することを決めた。モンテ・カシーノは、サレルノの医学校の発展にも、大きな影響を与えたし、同じような修道院付属の病舎が、西方の帝国領に、続いて作られる模範になった。

キリスト教は中世を通じて、病院の建設を助けた。リヨンのオテル・ディユは五四二年に救貧院の形で開かれた。看護はシスター（悔悟の女性と寡婦）とブラザーが担当した。パリのオテル・ディユは六六〇年に開設され、看護はアウグスティヌス修道会のシスターによって行われた。ローマの聖霊病院は法王の命令で建てられ、もっぱら病人だけを受け入れた。一一四五年、フランスのモンペリエに創設された聖霊病院は高い世評を獲得し、医師を訓練するための重要なセンターになった。

修道院には、病気になった修道僧を世話する保健室、薬局、ときに薬草園があった。病気の修道僧だけではなく、修道院はその扉を巡礼者やその他の旅人にも開いていた。インドにおける、初期の仏教教団を彷彿《ほうふつ》させる。

十一世紀末に始まった十字軍は、病院の建設を促進した。戦士たちを苦しめたのは、アラブの軍隊より、むしろ疫病とさまざまな病気であった。巡礼の道に沿って軍病院が作られた。一〇九九年、聖ヨハネ騎士修道会に属するホスピタル騎士団が聖地に病院を作ったが、それはおよそ二千人の患者を世話することができた、という。

十二世紀に病院の数はヨーロッパで急速に増加した。アラブ人がバグダード、ダマスカス、コルドバに作った病院は、信仰や人種、社会的身分を問わず、患者を受け入れた。

十五世紀の末が近づくと、自立した都市が、病院を作り、らい患者を隔離し、乞食や売春婦を救済し、疫病の犠牲者を埋葬するなど、保健事業に乗り出すようになった。手工業の組合もこういう事業に参加した。こうして保健・衛生が教会から世俗の都市権力に移行していった。重要な転機になったのは、イギリスのヘンリー八世が、一五四〇年、修道院財産を没収したことであった。その前にヘンリー八世は、自らを「英国教会の唯一・最高の首長」と宣言してローマ教会と絶縁していた。

この結果イギリスでは、教会の管理下にあった、全国で百を越えた病院は閉鎖された。その一部は再開されたが、そこで働く女性はもはや修道女ではなかった。しかもまだ、看護者は正式の職業ではなかったので、特別な訓練を受けておらず、質も不ぞろいで待遇も悪かった。「看護」はその状態のまま十九世紀に至るのである。〔注1〕

〔注1〕　キリスト教と結びついて、聖人たちが奇跡の癒しに関わった。イエスとその母マリアは、キリスト教徒にとって最高の治癒神であり、今日までその伝統が伝わっている。南フランス、ピレネー山麓の町ルルドの洞窟に聖母マリアが出現した奇跡が、カトリック教会によって公認されたのは、一八五八年のこと

である。

とりわけ殉教者たちが、さまざまな病気に対する治癒神（守護聖人）に選ばれた。一例を挙げれば、ディオクレティアヌスの迫害で殉教した兄弟、コスマスとダミアンは六世紀に聖者に加えられ、医術・薬剤の守護聖人となった。ギリシア神話のカストールとポルックス（ゼウスの息子たち、ディオスクーロイ）の役割を引き継いだのである。

5　疫病の時代――中世からルネサンスへ

中世はユスティニアヌスの疫病（六世紀）と黒死病（十四世紀）という二つの大流行にはさまれている（アッカークネヒト）。そのどちらも「ペスト」である。そうしてその間の期間は、らい病の時代だった〔注2〕（チポラ）。

流行（流行病）epidemic というのは、病気が「民衆」*demos* の「上に」*epi* 一挙に襲いかかることであって、つまり「疫病」plague（ギリシア語の *plege* は「打撃」、人びとを一撃でなぎ倒す、という意味）と同じである。

疫病のうち、とりわけ恐ろしいのがペストだった。ペストはラテン語の pestis（動詞 *perdo*〔滅ぼす〕に由来か）から来た。「ある病気が多くの人びとに広がるなら、それは疫病である。大多数が死ぬ場合、それはペストである」。ガレノスはこういった。

〔注2〕 ペストの病原体は、齧歯類《げっし》（例えばイエネズミ）に強い親和性をもっており、ノミが媒介して病気が広がる。汚染したノミが病毒を人に伝えることで、人間の大被害が生ずるのである。この場合、病型は腺ペストで、罹患したリンパ節が腫脹・化膿する。稀には人から人への飛沫感染がおこり、このときは肺ペストの形を取る。どちらも血行性の全身感染へ移行しやすい。皮膚出血による黒斑がその表現で、このため十四世紀に「黒死病」と呼ばれた。ペストといい、らい病といっても、特定の細菌感染と解釈するのは十九世紀からで、それまでは症状だけで定義されていたのである。

五四二年から繰り返されたペスト感染は、ユスティニアヌス帝の東ローマ帝国をすっかり弱らせた。そうしてしばらく間をおいて、——再びペストが姿を現したのは一三四七年である。今度のペストで、ヨーロッパ人口のほぼ四分の一が死んだ。

こういう大流行は、人間が集団・密居生活を営み始めた時期に当たる。おそらくそのとき、親和動物（ネズミ）か媒介動物（ノミ）の大発生がおこり、しかも人体側には先天的な抵抗性も獲得免疫もともに欠けていたと思われる。しかし、大流行の条件はその後も究明されたとはいえない。

十四世紀のペストは、ルネサンスの文人ペトラルカ（一三〇四〜七四）やボッカッチオ（一三一三〜七五）と時代を共にした。ボッカッチオは『デカメロン』で、フィレンツェの疫病を避けて別荘に避難した男女が、窮屈な「神の言葉」の衣を脱ぎ捨てて交わした「人間の会話」を記録し、後世に残した。

人びとは疫病から逃れようとした。しかし、だれにも避難する別荘があるわけではない。聖人たちにも祈った。そうして、第三の道があった。病気が民衆の上に襲いかかるとき、個人は無力である。「それまで病気がなかった港に、汚染された土地からの船が到着すると汚染がおこる」（アル・カティーブ、十四世紀のグラナダの医師）。正体はつかめないが、汚染が伝わるのだ。怪しい土地から着いた船は、一定期間隔離して検査すべきだ。しかし、だれがそれをするのか。行政の手による「公衆衛生」という思想が初めて生まれた。

一三七四年に「四十日隔離」（quarantena）がヴェネチアで始まった。それは今日の港湾検疫の先駆である。ヘッカーによると、「四十日」の根拠は、そのころ急性病と慢性病を区別する境が、四十日目とされていたことによる。急性病なら四十日で話が終わるのである。しかし、自信がないのか、ノアの大洪水が四十日続いたという聖書の記述を引き合いに出したり、錬金術に意味づけを求めたりした（ローゼン）。

ヴェネチアは、東方からの人や荷物が上陸する主要港であり、当時は、「忌まわしい」事物は、疫病もらい病も含めて東方に起源する、と信じられていた。たしかに、モンゴルの後はオスマン・トルコが迫っていた。ゲルマン人と同じように、トルコ民族も移動の権利を行使したのである。一四五三年、コンスタンチノープルは陥落し、ビザンチン帝国の歴史は終わった。

第五章　インドと中国の古代医学

1　医学における紀元一〇〇〇年と二〇〇〇年

紀元二〇〇〇年の医学は、世界のどの国でもほぼ一様に西欧医学だが、もし紀元一〇〇〇年の時点で、世界の医学を概観したら、中国、インド、西洋という、三つの「大体系」を発見したはずである（M・ワーボイズ）。しかも私たちの観念とは違って、その西洋とはヨーロッパではない。三木亘によると、ほぼ八世紀から十一世紀までの旧大陸は、「東洋」の唐文明、「南洋」のヒンドゥー文明、「西洋」のアラブ・イスラム文明という、三つの普遍文明が鼎立《ていりつ》するところであり、副次的に、地中海のビザンチン帝国、内陸ヨーロッパのフランク王国があった、という（『世界史の第二ラウンドは可能か』平凡社、一九九八）。

ところが、紀元一〇〇〇年から今日までの千年の間に、世界の文化が西欧（ヨーロッパ・アメリカ）の一色に染められ、歴史も西欧の目で見直された。医学史もその例外ではない。哲学者ラッセルは『西洋哲学史』（市井三郎訳、みすず書房、一九五四～五六）の中で次のように言っている。

今後の数世紀に、文明は（もし存続するとしたらだが）、いっそう多様性を増すにちがいない。もしこの戦争〔第二次世界大戦〕のあと、私たちが世の中でくつろいで暮らそうとするなら、アジアを私たちの思考の中へ、政治的にだけではなく、文化的にも同等なものとして受け入れなければならない。これがどんな変化をもたらすにせよ、その変化が底知れぬものであり、きわめて重要なものであることは確かである。

碩学《せきがく》ラッセルが、今後文明が「いっそう多様性を増す」と予想し、もし人間が「くつろいで暮らそうとするなら」（if we are to feel at home）アジアが必要だ、と語るこの一文は、医学におけるアジアの役割についても示唆を与えている。とりわけ明治の開国とともに「脱亜入欧」を果たした日本人には、警告の響きさえ持っている。私たちはこれまで、西欧の科学技術を追うのに急であったが、医学に本来の「慰めと癒し」を求める声も強い。「アジア」の責務はそこにある、とこの言葉は訴えかけているのである。

2　アジアはなにを貢献してきたか

「医・衣食住」は同源であった。古代以来、アジアが人間の暮らし、衣食住に及ぼした貢献を振り返っておこう。地球上の人間の営みは、すべての国々が、その得意、不得意を補いながら、共同の仕事として行ってきた歴史なのである。

食と衣に対するアジアの貢献

『砂糖の世界史』(川北稔、岩波ジュニア新書、一九九六)の第五章の扉に、十七世紀の一枚の絵がある。そこには、コーヒーと茶とチョコレートのカップを手にした三人、アラビア人、中国人、アステカ人が描かれ、「この時代に急速にヨーロッパにひろがった三種類の飲み物の産地を、人間のかたちで表現している」と説明されている。

コーヒーはエチオピア原産だが、六世紀ごろアラビアに伝わって栽培された。十

〜十一世紀に、アラブの医師ラージーやアヴィセンナがその薬効や飲み方を記述している。トルコへは十六世紀、ヨーロッパへは十七世紀に伝えられた。

茶の原産地は中国雲南省のあたり、始めは薬として使っていたが、漢代以後「四川から揚子江流域、江南へと飲茶の習慣が伝わり」(角山栄)、唐代には、南北中国の全体にひろがった。ヨーロッパへは十六世紀後半、オランダ人が輸入した。イギリスでは、始めは万病薬として用いられたが、やがて国民的飲料となった。かれらの好みによって、緑茶よりも紅茶の割合が増加した。十九世紀になってインド種の茶樹が発見されたのである。

ココア豆は中・南米が原産で、コロンブス一行がスペインへ伝えた(一五〇二)。これらの飲料は、アジア・アラブ・アステカ世界からヨーロッパにもたらされ、人びとに「くつろぎ」を与えた。コーヒー、ココア、茶がイギリスに導入された年代は、それぞれ十六〜十七世紀、ハーヴィが血液の循環を発見した前後である。〔注1〕

〔注1〕 十九世紀のヨーロッパ人はコーヒーや紅茶からカフェイン、テオフィリン、テオブロミンなどを抽出、さらにフィッシャー(一八五二〜一九一九)が、カフェイン、テオブロミン、尿酸、キサンチンの構造を決定、それらが「プリン」とかれが命名した窒素性塩基の誘導体であることを示した(一八八〇年代)。二十世紀生物学の主役、「核酸」(窒素性塩基と糖と燐酸塩の複合体)が登場する準備が整ったのであ

る。つまり、ヨーロッパ人は、喫茶を成分化し、それらの成分から「核酸」へ、「遺伝子」へと通じる道を見つけたのである。ここにアジアとヨーロッパの発想における差異がよく表れている。

衣料の繊維材料としては、絹と木綿がそれぞれ中国、インドに由来する。絹製品は長く中国が独占した産物で、「シルク・ロード」によって西へ運ばれ、その染色や紡織はシリア、エジプト、ギリシア、ローマでさかんに行われた。蚕種が中国から持ち出されたいきさつは、各種の秘話として語られている。綿は原産地のインドから、原料綿、綿糸、綿織物の形で東西へ運ばれた。そうして次第にヨーロッパ各地で綿紡織が行われるようになり、十八〜十九世紀の産業革命ではそれが「主導」する。その綿がインド原産であるからこそ、ガンディーの手紡ぎ車（チャルカ）は、搾取と戦争に対する批判の象徴となったのである。

繊維産業はイギリスでも日本でも、労働者に苛酷な作業条件を強いた（日本の「職工事情」は一例）。工女たちの血と汗と涙が、世界中の貧しい裸ん坊に衣服の楽しみを贈った、ともいえる。繊維産業の労働者は、そういう貢献の歴史を誇ってよいのである。

3　古代インドの医学

インダス文明

前二三〇〇年頃からおよそ五百年にわたって栄えたインダス文明は、モエンジョダロやハラッパーの遺跡から偲《しの》ぶことができる。ドーラビーラの発掘も進行している。これまでの調査で、大浴場、下水道、穀物庫を備えた、高度の都市文明があったことが判っている。出土した印章や押印にヨーガの体位をとる人物が描かれており、かれらは苦行者で、呪術治療も引き受けていた、と推定される。

ヴェーダの時代

前一五〇〇年頃、アーリア人がやって来て支配者の位置についた。かれらは『リグ・ヴェーダ』、『アタルヴァ・ヴェーダ』など、ヴェーダの文献を持っていた。それがバラモン教の聖典である。ヴェーダのサンスクリット語はゾロアスター教の『アヴェスタ』と言語的に近い。おそらく南ロシアにいた共通の民族が分裂して、それぞれインドとイランに入った、と考えられている（辻直四郎『インド文明の曙』岩波書店、一九六七）。

『リグ・ヴェーダ』は祭官の祈禱書であり、神々への讃歌を集めたものである。癒しでは、「アシュヴィン双神」という、ふたごの医神が重要な役割を果たす。『アタルヴァ・ヴェーダ』はアタルヴァン（呪術師）の書である。呪法が中心になっており、その中には病気治療の呪文も数多く含まれている。

呪術から経験医学へ

ギリシア人の『イリアス』と『オデュッセイア』に比べられるインド人の二大叙事詩は『マハーバーラタ』と『ラーマーヤナ』、ガンディーを始め、世界に愛読者をもつ『バガヴァッド・ギーター』は、『マハーバーラタ』の一部である。『マハーバーラタ』の戦争は、カウラヴァ族とパーンダヴァ族との間で戦われた。おそらく前八五〇年頃の出来事である（コーサンビー）。「戦争のルールは人道的かつ高潔であった」（ムートゥ、一九三二）。そのことは、兵士に出された命令によく表れている。――非戦闘員に害を加えてはならない、武装していない戦士、眠っていたり、疲れていたり、なにかで悲しんでいる戦士、降参した戦士に害を加えてはならない。

これは戦争が、憎しみとは違う軸で戦われたことを示している。

インドの医学を「アーユルヴェーダ」というが、「アーユル *Ayur* 」は生命とか健康、「ヴェーダ *veda* 」は知識という意味である。伝承によると、その知識は神々から伝わったことになっている。前六世紀にブッダが出現し、それ以後の時期に、チャラカ（後二世紀）、スシュルタ（四世紀頃か）、ヴァーグバタ（七世紀頃）という三巨像が現れた（岩本裕）。かれらがアーユルヴェーダの三大古典『チャラカ・サンヒター』、『スシュルタ・サンヒター』、『アシュタンガフリダヤ・サンヒター』（八科精髄集）の編纂者とされている。『チャラカ』は矢野道雄、『スシュルタ』は大地原誠玄（谷口書店、一九九三）、伊東彌恵治・鈴木正夫（日本医史学会、一九七一〜七四）の二種類の邦訳がある。

チャラカ *caraka* という言葉は *car* （さすらう）という語根に由来する。チャラカはアーユルヴェーダの八科目を、一般医学、特殊外科学、異物除去、毒物・体毒・食べ合わせによる異常の治療、鬼神学、小児科学、不老長生法、強精法と数える（用語は矢野道雄による）。チャラカが内科医であることは、始めに「一般医学」*kayacikitsa* を置いたことに表れている。なおチャラカはカニシカ王（クシャーナ王朝三代目、即位一二〇年ないし一四四年）であったという説が有力であり、西北インドで成立したらしい。

スシュルタ *susruta* は *sṛ*（聞く）という語根に由来しており、これに接頭辞 *su*（良く）がついた。スシュルタの八科目も内容は同じであるが、外科学 *salya* から始まっている。伝承によると、スシュルタに医術を伝えたのは、インド中東部のカーシー地方の王ダンヴァンタリであった。この流派の医学は武士王族（クシャトリア）との関係が深く、外科治療を重視したことを反映している（矢野道雄）。

古代インドにおいて、治療師は供犠とこれを行う祭司階級の仲間には入れなかった。『マヌの法典』もその根拠を語っている。血や膿《うみ》に触れる、不特定の人びとと接触する、無制約な旅行、経験主義的な考え方、このどれも、バラモンの正統から治療師を除外する理由になった。しかし、インド医学にも変革の動きがおこった。ギリシア、中国と同じように、医学を呪術から解放したのは「遍歴の医者」*caranavaidya* と呼ばれる異端・遍歴の苦行者たちだった。その象徴が、ギリシアではヒポクラテス、インドではチャラカ、スシュルタ、中国では扁鵲《へんじゃく》なのである。かれらは解剖もした。仏教テキスト（例えば『長部・大念処経』）が、人体の内景を、観察法とともに述べているのもその一例である。

インド医学に特有の病因論は三体液説（トリドーシャ説）である。人間を悩ます病気のほとんどは、三つの悪い体液、すなわち、胆汁〔ピッタ〕、フレグマ（粘液）〔カパ〕、風〔ヴァータ〕の作用で説明される。ギリシア人のいう基本体液は、血液、フレグマ（粘液）、黒胆汁、黄胆汁である。『スシュルタ』も第四の要素として血液を挙げているから、結局、違いは、インドの風（ヴァータ）に代えて、ギリシア人が胆汁を数えたところにある。風〔ヴァータ〕はギリシア人のプネウマに当たるのだろうか。

仏教とアショーカ王の時代

「仏教教団の医術」はパーリ正典の『大品《だいぼん》』、とくにその第六「薬けん度」に記録されている。ここで扱われる病気は、疥癬《かいせん》、「つきもの」病、目の病気、頭の病気、腹痛、肢痛、関節痛、足のひび割れ、腫れもの、ヘビ咬傷《こうしょう》、有害な飲み物、不消化、病的蒼白（黄疸を含む）、皮膚病、悪い体液の病気、腹のヴァータ（風）病、熱病、痔《じ》瘻《ろう》の十八種である。パーリ語で書かれた、こういう「仏教徒の癒し」はサンスクリット語による古典医学書『チャラカ』、『スシュルタ』と、古代インドにおいて平行して存在した。二つの間には密接なつながりがあり、両者の共通の源泉（民間医術）を示唆している。また『大品』第八「衣けん度」には、ブッダ時代の名医として知られる医師ジーヴァカ・コーマーラバッチャ（耆婆《ぎば》）の医術が伝えられている。その治療対象は長者、国王など、在俗の上流層に属する人びとであるが、ブッダも患者として姿を見せている。〔注1〕

〔注1〕『長部・大般涅槃経《だいはつねはんぎょう》』のブッダの言葉 *ayu-samkharo ossattho.*〔意によって成る命去るにまかせん〕 *vayadhamma samkhara*〔力におのずからしたがうを命とす〕は「寿命」に対するブッダの諦念を言い表したものと受け取れる。

仏教はインドではヒンドゥー教に埋没する運命にあったが、アジア各地へ、小乗（上座部）仏教（スリランカ、タイ、カンボジア）、大乗仏教（中国、チベット、朝鮮、日本）の形で伝わった。小乗がブッダの「智恵」を、大乗は「慈悲」の精神を受け継いだ。小乗は自分自身が最高の悟りに達しようと修行するのに対し、大乗は衆生《しゅじょう》を救い上げ、彼岸《ひがん》へ導こうとする。前者の理想はアルハト（阿羅漢《あらかん》）、後者のそれは菩薩《ぼさつ》である。

大乗仏教の具体的な現れは、チベットではボン教、中国では道教の影響を受け、日本では神仏習合の形をとったり、密教や禅の修行と結びつくなど、きわめて多様である。

ウィルヒョウといえば有名な病理学者だが、かれは社会医学者でもあり、かつて病院の歴史を次のように語った（一八六〇）。

病院をキリスト教の発明と見なすのは間違いだ。いかなる宗教も、民衆に影響を及ぼす形で発展すれば、必ず同じような施設に達する。『マハーヴァンサ』（スリランカ王統史）によれば、スリランカの前五世紀の王は、病院と保養所を設立しているし、前二世紀の王は、十八の病院を維持していた。インドではアショーカ王の碑文が同じく病院について述べている。かれは前三世紀中葉、アンティオコス二世〔シリア王〕やプトレマイオス二世〔エジプト王〕と同時代人だ。キリスト教の方は、最初の施設はやっと後二世紀、やや進んだものは後四世紀であって、仏教がより早く進んだことは疑いない。

アレクサンドロス大王が来たころ

アレクサンドロスがパンジャブに侵入したのは前三二七年、それによってマウリヤ朝の統一事業が促進された、という。マウリヤ朝の第三代がアショーカ、在位は前二六八～前二三二年頃である。

ギリシアの歴史家アリアノスが語っている。アレクサンドロスは、ヘビに咬《か》まれた兵士をギリシア人医師が治療できなかったとき、インド人医師に見てもらえ、と命じ、医師たちは治療に成功した。武将ネアルコスの証言によると、感銘を受けた王はかれらを軍隊に雇い入れ、ギリシア人兵士にかれらの診察を求めるよう命じた。そうして帰途には、ヒンドゥー医学の何人かの権威者を凱旋行進に加えた。

アショーカ王は仏教に帰依し、慈悲深い統治を行った。かれは狩猟と戦争から縁を切った。岩石の表面に王の布告を刻み込ませた「摩崖法勅《まがいほうちょく》」の一つでかれは宣言する。

王国の至るところで、人間のため、家畜のために医療が与えられる。薬草と根、それに果実は、もし無いところがあれば輸入され、栽培される。人間と家畜のために、道に沿って泉は掘られ、樹木は植えられる。

中国・唐代の巡礼僧、玄奘《げんじょう》のインドへの旅は、六二九〜六四五年であった。かれはナーランダーの授業を見学し、詳しい記録に残している。医術もカリキュラムの一部であり、その中には「魔除けの呪文、医薬、石、鍼《はり》、灸《きゅう》の利用」を含んでいる。七世紀後半、もう一人の中国人巡礼僧、義浄《ぎじょう》もインドで多くの仏教教団を訪ね、医術が八科（八肢）から成る、と証言を残している。

4　古代の中国医学

中国では、医術の「神殿」入りをした医師たちは七十二人もいる。カスティリオーニは「宗教は中国医学で重要な役割を果たしている。いかなる国民も、かくも多くの医師たちに、神々に連なる名誉を与えていない」と指摘した。

神殿の中でも筆頭の位置にあるのは、伏羲、神農、黄帝の三皇である。それぞれが、衣食住、医薬、治療の主宰者とされる。はるか古代に、「神農は百草を味わって、どれが人民の病に利があるか」を試したといわれる。その後継者ともいうべき黄帝は、家臣の岐伯《きはく》と健康と医学についての原理を論じた。

『神農本草経《しんのうほんぞうきょう》』、『黄帝内経《こうていないきょう》』という医学の古典ができたとき、中国人は、医術の根本的な重要性にかんがみ、実際の執筆者（おそらく複数）の名は隠して、むしろ伝説的な医神（神農、黄帝）に仮託することを選んだのである。

古い時代には、医といっても巫《かんなぎ》（巫医《ふい》）、つまり呪術医しかいなかった。それが殷《いん》の時代になると、「巫医とならんですでに経験医学の萌芽が見られた」(藪内清『中国文明の形成』岩波書店、一九七四)。周の時代ともなると、その傾向はさらに進んだ。周王朝は、前八世紀の中頃から名目の存在になり、前三世紀中頃、秦に滅ぼされるまで、群雄が割拠する春秋戦国時代が続いた。諸侯の間を遊説して歩く諸子百家が現れたのがこの時代で、孔子や孟子もその中に姿を見せるし、扁鵲《へんじゃく》のような遍歴医もいた。この時代の文献に鍼灸《しんきゅう》治療が現れる(山田慶児)。いくつか例を拾ってみよう。

『孟子』離婁《りろう》上篇に「今の王たらんと欲する者は、なお七年の病に三年の艾《もぐさ》を求むるがごときなり」。七年越しの病気に、たった三年しか乾かしていない艾を使うとは何事、「仁」は即効薬ではないぞ、というのである。孟子は前三七二〜前二八九年の人。『荘子』雑篇の盗跖《とうせき》篇では孔子が、「病い無くして自ら灸するものなり」、この自分は余計なことをして痛い目にあう愚か者だった、こういって嘆く。荘子は孟子と同時代人であった。しかし、『荘子』の外篇、雑篇は後世に加えられたものらしい。

この二つから見ると、孟子も孔子も灸を知っていたのである。もっともこのどちらも、実際に灸を据えた話ではない。

鍼療法については『春秋左氏伝』(『左伝』)に記載がある。

『左伝』成公十年(前五八一)に、病膏肓《やまいこうこう》に入る話がある。晋公の病床に招かれた医師が、「この病気は治療できない。膏の上、肓の下は灸も使えず、鍼も届かず、薬も効きません」と診断する。膏は心臓の下、肓は横隔膜の上と解釈されており、つまり「体のいちばん奥深いところ」である。

山田慶児によると、中国医学の特徴は、「第一に、鍼灸という特異な治療法が発達したこと、第二に、この鍼灸療法と結びついて医学理論が形成されていったこと、第三に、鍼灸医学とともに生まれた理論が薬物療法を中心とする医学の全体系の基礎理論へと発展していった」(『中国医学の起源』岩波書店、一九九九)ことである。そうして「鍼灸を推力とする中国医学の形成過程は、戦国時代(前四〇三～前二二一)から後漢(二五～二二〇)にかけて進行」した。

鍼灸医学は最初の理論体系として『黄帝内経』(『素問《そもん》』と『霊枢《れいすう》』)と『黄帝八十一難経』(『難経』)を持っている。いずれも後漢末(二〇〇年前後)に成立した。『黄帝内経』のうち、『素問』が医学の基礎理論、つまり生理学ないし一般病理学であり、『霊枢』に鍼灸の理論がある。

薬物療法(湯液)の古典は『傷寒雑病論《しょうかんざつびょうろん》』(『傷寒論』と『金匱《きんき》要略《ようりゃく》』)である。これは張仲景《ちょうちゅうけい》(二世紀の人)の著である。

ほかに『神農本草経』がある。これは「本草」といって、薬用植物学の書物であり、神仙思想、つまり道教の色彩が濃い。

これらも『黄帝内経』とほぼ同じ時期に成立した。漢代は戦国の百花斉放が実を結び、中国文明の基礎があらゆる方面で作り上げられた時期である。医学もその一つであった。

小川鼎三『医学の歴史』(中公新書、一九六四)はおおよそ次のようにいう。――『内経』の医学(つまり鍼灸医学)は黄河流域の北方民族のものであった。中国北部は不毛の地が多くて薬用とすべき植物も少ないので、鍼灸のような物理的な刺激療法が用いられたのであろう。これに対して、張仲景の『傷寒論』は南方の揚子江(長江)付近に発達した医学なのである。

中国の地理的風土と文明・思想については、岡倉天心(『茶の本』第三章、岩波文庫、一九六二)の興味深い解釈を聞こう。

道教は、……南方シナ精神の個人的傾向を表わしていて、儒教という姿で現われている北方シナの社会的思想とは対比的に相違があるということである。中国はその広漠たることとヨーロッパに比すべく、これを貫流する二大水系によって分かたれた固有の特質を備えている。揚子江と黄河はそれぞれ地中海とバルト海である。幾世紀かの統一を経た今日でも南方シナはその思想、信仰が北方の同胞と異なること、ラテン民族がチュートン民族とこれを異にすると同様である。

北方黄河の流域と南方揚子江流域が、前者は『内経』医学、後者は『傷寒論』医学を生んだ、それがバルト海と地中海の沿岸に相当する、と考えると、私たちの想像は大いに刺激され、イメージがふくらむ。

扁　鵲

扁鵲は中国のヒポクラテスと呼ばれることがある。時代はたぶんあまり違わないし、ともに遍歴医であり、予後を重んじたことなどが共通しているが、もっとも重要なことは、東西軌を一にして、医学が呪術から経験へと移行しつつあった、その象徴というべき医師だったことである。もっとも、生没年は不詳であり、実在した人物ではない可能性もある。『韓非子』の「喩老《ゆろう》」や『史記』の「扁鵲・倉公列伝」その他に「伝記」がある。

それらによると、扁鵲は河南省鄭州の生まれ、本名は秦越人といった。あるとき隠者から不思議な薬と医術書を与えられた。薬を雨露で飲み、三十日経つと、塀を隔てて向こう側の人が見えるし、病人を見ると五臓の状態を透視することができた。こうして医術に熟達した扁鵲は諸国を歩いて貴族たちの病気を治療した。

扁鵲は医者として、斉に住んだり趙に住んだりした。晋の定公のとき大夫《たいふ》の趙簡子の病気を治して四万畝の田地をもらった。次に虢《かく》に立ち寄ったが、それは太子が死んだ直後であった。しかし、扁鵲は、太子がまだ死んでいない、と診断し、鍼を砥石《といし》で研がせて、三陽・五会に鍼を打ったところ太子は蘇生した。そこで膏薬を貼り、煎薬を飲ませると、太子は元どおりになった。人は、扁鵲は死人を生き返らせることができると思った。しかし、扁鵲は言った、「かれは、みずから当然生きているべき者で、私はただ、起きあがらせただけのことだ」。イエスの癒しや、パレを思い出させる一節である。

次に斉の恒侯を訪ねた。扁鵲は一見して恒侯に病気があることを知る。いまは肌理にとどまっている、といって治療を勧めるが恒侯は受け付けない。五日後、いまは血脈と言う。しかし、恒侯は不快な様子を見せるだけだった。また五日後、いまは腸胃の間と言うが、恒侯は返事もしない。さらに五日後、扁鵲は遠くから謁見してそのまま退出した。恒侯が人をやって理由を聞かせると、「殿の病気は骨髄にある、もう手段はない」。その五日後、恒侯は体が痛み出した。扁鵲を呼んだがすでに去っていた。

恒侯は死んだ。

最後に秦へ行ったが、扁鵲の名声をねたんだ侍医長に殺されてしまう。

「しかし、今に至るまで、脈について論ずる者は、すべて扁鵲の流れを汲んでいる」と司馬遷は「扁鵲伝」を結んでいる。

病気には六つの不治がある。第一、わがままで道理に従わない。第二、金銭を大切にして身体のことを省みない。第三、病人にふさわしい衣服や食事をしない。第四、精神状態が安定しない。第五、衰弱し切って薬も服用できない。第六、巫を信じて医を信じない。これは扁鵲がいった有名な言葉である。

黄帝内経

『内経』は『素問』と『霊枢』から成っている。両書とも黄帝が家臣、とくに岐伯と対話する形を取っている。インドの『チャラカ・サンヒター』で、カーシー王の質問に答えて、「人間と病気の由来」を聖仙たちが語り合うのとよく似ている。こういう形式はプラトンの対話篇を思い出させる「西と東に共通の叙述形式であった」（藪内清）。

『素問』は、医師たちが、医学の基礎を展開したもので、生理学または病理学の総論に当たる。『霊枢』は診断、治療、鍼灸など、応用篇または臨床篇である。

『素問』・『霊枢』を通じて、理論の基礎に置かれているのは「陰と陽」の二元的な宇宙論である。天地自然は陰陽で貫かれている。これは「易」の根本理念であり、同時に『内経』の根本思想でもある。「陽」は男性原理で天、「陰」は女性原理で地によって表される。上半身と下半身、腹と背、五臓（肝・心・脾・肺・腎）と六腑（胆・小腸・胃・大腸・膀胱・三焦）、皮膚と内臓はそれぞれ「陰と陽」に対応している。

人体は、一般の事物と共通して、五つの要素、木、火、土、金、水からできている。これが五行《ごぎょう》であって、陰陽に次ぐ重要な原理である。この五行に、五時、五臓、五穴（目、耳、口、鼻、前後二陰）、五味、五穀、五星など、あらゆる事物、現象が配当される。古代ギリシアの自然哲学とも近い。

体の表層と臓腑を結ぶ経絡《けいらく》（十二経脈）は栄養と精気を伝える。鍼灸医学はこれに基づいており、皮膚表面の経穴に刺激を与えて、内臓、ひいては全身に影響を与え、陰陽五行の平衡を回復させようとするのである。

『素問』の「四気調神大論篇第二」は、次の有名な文章で締めくくられている。

陰陽に従えばすなわち生、逆らえばすなわち死。従えば治、逆らえば乱。順に反するを逆という。聖人、すでに病みたるを治せず。未だ病まざるを治す。すでに乱れたるを治せず、未だ乱れざるを治す。病いすでに成って、後にこれを薬治するは、すでに乱れて後にこれを治するなり。渇して井を掘り、闘って矢を鋳るごとし。おそきにあらずや。

治療の対象は生・未乱・未病（生理）であって、死・乱・病（病理）ではない（扁鵲が恒侯のもとから早々と退散したのを見よ）。普通にいう「治療」は渇して井戸、闘って矢を用意するのたぐい。「治療」というより「手おくれ」と称すべきであり、神仏だののみの代替物に過ぎない。医師よ、「賤業」を脱しようとするなら未だ病まざる、未だ乱れざるを治療せよ、こう『素問』は説く。荻生徂徠《おぎゅうそらい》はこれを「素問中第一の文字」と評した。

傷寒論

『傷寒論』は後漢末に長沙（湖南省）の長官を務めた張仲景の著作とされている。『傷寒論』の序文で張仲景はこういう（『近世漢方医学書集成』所収、大塚敬節訳、名著出版）。「余の一族はもともと二百にあまるほどあったが、建安元年（一九六年）

から十年もたたない内に、死亡する者が三分の二に達した。その中で十中の七は傷寒にかかって死んだ」。傷寒というのは腸チフスのような疫病らしい。「そこで古人の教えを探し求め、諸種の薬方を採り集め、『素問』、『霊枢』、『八十一難経』などを参考にして『傷寒雑病論』を著した。諸病をすべて癒すとまではゆかないが、少なくとも病を見、病源を知ることができるであろう」。

『傷寒論』では、病気が三陽（太陽病、陽明病、少陽病）・三陰（太陰病、少陰病、厥陰病）に分けられている。病気のこの分類は、症状や脈診によって決まる「証」に依存する。そして、この「証」が、「病名」なしに、薬方と結びつくのである。その際、「陰陽五行・経絡思想」との結びつきの程度は、学派によって異なるが、原則としては観察が哲学に優先する。その意味で『傷寒論』は中国の経験医学の誕生を告げる記念碑である。カスティリオーニが、張仲景を中国のヒポクラテスとしたのは、この点によるのである。

第六章　シリア人とアラブ人の世界史的役割

ギリシアの文化遺産である「ヘレニズム科学」は、シリア人やアラブ人がビザンチン文化圏から受け継ぎ、三つのステップによって今日まで伝達された。その過程を伊東俊太郎の『十二世紀ルネサンス』（岩波書店、一九九三）によって見ると、

その第一は、五世紀から七世紀に、ビザンチン文化圏からシリア語に訳されてシリア文明圏に移された。こうしてシリア語によるヘレニズム文化が生まれた。

その第二は、八世紀から九世紀に、シリア語からさらにアラビア語訳され、あるいはシリア語を介さず、直接ギリシア語の文献がアラビア語訳されて、ギリシア科学の遺産がアラビア世界に受け継がれた。

その第三は、アラビア語に訳されたヘレニズムの学術が、イベリア半島を始め、アラブ・西欧の接点を通じて、西欧文明圏へ移転される。この段階で西欧がいわば覚醒したことを、「十二世紀ルネサンス」という言葉で表現されることもある。

1　医学史におけるシリア

シリアといっても、現在のシリア・アラブ共和国を指すのではない。歴史的にいうシリアとは、地中海とアラビア半島の砂漠の間の、南北に細長い地域で、現在のシリア・アラブ共和国の他に、レバノン、イスラエル、ヨルダン、トルコ（の一部）を含んでいる。

シリア人は、北にギリシア人、西にローマ人、南にエジプト人、東にペルシア人に囲まれ、それらの大文化と接触しやすい場所に住んでいた。そういう文明の十字路は、同時に燃えたぎるるつぼであった。そこはユダヤ教の発祥地、キリスト教の生誕地、イスラム教の成立・発展を促した地である。そこに住むフェニキア人はアルファベットを発明した。シリアの人びとは「このことだけで、人類の大恩人」である（ヒッティ『シリア』小玉新次郎訳、紀伊国屋書店、一九六三）。

医学に関しては、シリアは歴史に残る学派も人物も出していない。しかし、シリアはアナトリア半島の根っこに位置しており、その半島の西方海岸部こそ、コス、ペルガモン、つまりヒポクラテス、ガレノスの故郷なのである。間を山岳と砂漠が隔ててはいるが、地続きなのである。六世紀前半、シリアの学者セルギオスがヒポクラテス、ガレノスをシリア語に訳したのは、唐突なことではない。

古典ギリシア文化の発生については、そこにメソポタミアとエジプトの影響があり、その影響の大きな部分はシリアを介した。シリアがギリシア文化の重要な継承者になったのはごく自然なことであった。しかし、五〜七世紀という時期に、シリアを舞台に新たなヘレニズムの高揚がおこったのは、キリスト教異端派の動きがあったからである。

ネストリウス派の医学校

キリスト教会は二世紀の末からシリアに根を据え、その伝道活動を通じてギリシア文化をメソポタミアの地に広げた。その拠点になったのは、エデッサ（現トルコ、ウルファ）、ニシビス（現トルコ、ヌサイビン）の学校で、そこでは神学のほか、幾何学、天文学、音楽、医学なども研修された。二つの町はローマ帝国領にあったが、三六四年、ニシビスはササン朝ペルシア王シャープール二世に引き渡された。

初期キリスト教が繰り広げた正統・異端の論争によって、この地にネストリウス派、単性論派が流れ込むと、事態はにわかに騒がしくなった。

ネストリウスはコンスタンチノープルの総主教であったが、早くから正統教父の「三位一体論《さんみいったい》」（神と子と聖霊の一体論）に反旗を翻してキリストの人性を強調し、キリストの母マリアを「神の母」と呼ぶべきではない、と主張した。かれは四三一年、エフェソスの会議で異端として免職・追放となり、同調者は破門になった。

もう一つの異端はヤコブ派単性論者であった。シリア人主教ヤコブの単性論は、ネストリウスと反対に、キリストの神性をことさらに強調する立場でエジプトが本拠であった。ネストリウス派がエデッサやニシビスの学校に依ったのに対して、単性論者はシリアの中でもケンネシュレー、ラシャイナの修道院が本拠であった。

「異端論争が深刻な政治問題になるのは、一つには教会堂と教会財産がどちらの手に帰するか、という利害関係を伴うからである」と森安達也『東方キリスト教の世界』（山川出版社、一九九二）は指摘している。また「教会史の立場から見ると、教義の合理的解釈に傾いたほうが異端とされる例が多い。宗教というものが、つねに何か非合理の核を内包するものだからである」。正統キリスト教の「三位一体論」は、「マリア信仰」という非合理の核を守り抜くために必要だったのではなかろうか。

四八九年に、エデッサの学校が東ローマ帝国皇帝の命令で閉鎖され、神学者たちはペルシア領ニシビスに移り、ここに新しい学校を作った。一部の教師と学生は、ササン朝・クバード王が提供した避難所、ジュンディー・シャープール（現イラン、アフワーズの付近）へ移住した。クバード王の後のホスロー一世も、ジュンディー・シャープールに便宜を与えた。そこにはギリシア人医師もインド人医師も来た。アテナイから哲学者もやって来た。アレキサンドリアにならった研究所、学校、天文台、病院が作られ、ガレノスやヒポクラテス、アリストテレスがシリア語に訳された。ケンネシュレー、ラシャイナの修道院によった単性論者もすぐれた学者を生んだ。前に挙げた、ヒポクラテス、ガレノスをシリア語に訳したセルギオスもその一人である。こういう歴史的事実こそ「シリア・ヘレニズム」（伊東俊太郎）と呼ばれるものである。

ホスローの四十八年にわたる治世の間、ジュンディー・シャープールは当時の世界最大の知的センターであった。その医学派は十世紀終わりまで、つまりバグダードにバトンを渡すまで繁栄を続けた。

ネストリウス派はローマ帝国の国境を越えて、異教のペルシアへ、さらにインドへ、中国へとキリスト教を運んだ。唐の太宗のとき長安に「景教寺《けいきょう》」を創建、今も残る「大秦景教流行中国碑」（七八一年建立）はその記念碑である。空海はその二十年後（八〇四）に長安に着いた。景教（ネストリウス派のキリスト教）にも接したはずである。

ネストリウス派の中には「大工、鍛冶屋、機織《はたお》り、その他の手職者たち」もいた。フランスのユグノー教徒が、「ナントの勅令」廃止（一六八五）後、大量にイギリスその他の国へ逃れ、のちの産業革命の原動力になったように、ネストリウス派もメソポタミアで「産業振興と製造工業繁栄の基礎を据え始めた」（スチュアート『景教東漸史』賀川豊彦・熱田俊貞訳、豊文書院、一九四〇）。

2　アラビア文明圏の医学

ムハンマドは五七〇年頃、メッカに生まれた。かれは預言者となり、イスラム教団を作って旧勢力と戦闘を繰り返し、ついにアラビア半島を統一した。六三二年、かれが死ぬと、イスラム教徒はアブー・バクルを新しい指導者、カリフに選んだ。カリフというのはアラビア語で「後を継ぐ」という意味の動詞 *kalafa* から来ている。

歴史的カリフ制度が続いた時代がイスラム帝国と呼ばれる（嶋田襄平）。それは正統カリフ時代（六三二～六六一）、ウマイヤ朝（六六一～七五〇）、アッバース朝（七四九～一二五八）と続く。アッバース朝の成立は、イスラム世界のペルシア化であった（伊東、前掲書）。ダマスカスを首都としたウマイヤ朝と異なり、アッバース朝第二代のカリフ、アル・マンスール（在位七五四〜七五）は新首都バグダードに移った。アッバース朝は第五代のハルーン・アル・ラシード（在位七八六〜八〇九）の時代に最盛期を迎えた。

ヘレニズムの地理的な拡がりによって、ギリシアの遺産がアラブに流入する道はいくつもあった。アラブ人が中央アジア支配の中心としたメルヴや、大王の遺産バクトリア王国の首都バルフは、インド、中国、西アジアの三方をにらむ交通の要衝だったし、北西インドはアレクサンドリアと海路の結びつきを持っていた。しかし、ギリシア・アラブ間の知的伝達の主役はシリアのキリスト教徒だったのである。

アラブ人がペルシアを征服（六三七）したとき、かれらはアフワーズ（ジュンディー・シャープール）に、ネストリウス派の完備した病院を見て驚嘆した。

かれらがネストリウス派に出逢ったのは、これが初めてではない。アラビア半島にはユダヤ教徒も正統・異端のキリスト教徒も（ネストリウス派も）いた。ムハンマドはネストリウス派とユダヤ教徒を通じて、古い唯一神教の教義に馴染んでいた。マリアを「神の母」としないネストリウス派の主張が「もろ人《びと》の依りまつるアッラーぞ。子もなく親もなく、ならぶ者なき御神ぞ」という『コーラン』（一一二章）の信条と合致することをホイップル（一九三六）が指摘している。そういう底流があったからであろう、カリフはネストリウス派の教会を公認し、保護を与えた。すでにウマイヤ朝からのことである。

アラビア・ルネサンス

ギリシアの科学文献は、八世紀から九世紀に、シリア語からさらにアラビア語訳され、あるいは直接ギリシア語の文献がアラビア語訳された。新首都バグダードにジュンディー・シャープールからたくさんの学者が招かれた。ネストリウス派のペルシア人、ジルジース・イブン・ブフト・イシューはもっとも有名である。かれは六世代にわたって続いた翻訳家・カリフの侍医の初代であった。第二代カリフ、アル・マンスールの胃病を治した話が、前嶋信次『アラビアの医術』（平凡社、一九九六）にある。アッバース朝の初期には、メルヴ出身の宰相バルマク家がヘレニズムを推進し、歴代のカリフが支持し、ジュンディー・シャープールの学者が実行する形で、アラビア文化の黄金時代が実現し、プラトン、ユークリッド、プトレマイオスなどが、アラビア語訳された。

少し時代が後になると、「翻訳の巨人」たちが輩出する。その筆頭、フナイン・イブン・イスハーク（八〇八頃〜八七三）も出身はネストリウス派、ジュンディー・シャープールの卒業生であった。かれの翻訳は、ヒポクラテス、ガレノス、ユークリッド、プトレマイオス、アリストテレスに及んだ。これらを、ギリシア語からシリア語を介して、あるいはギリシア語から直接アラビア語に訳した。かれはバグダードに新設された「知恵の館」で翻訳の仕事をした。かれの息子と甥も、熱心な協力者であった。サービット・イブン・クッラ（八三六頃〜九〇一）はキリスト教徒でもネストリウス派でもないが、やはりギリシア科学書のアラビア語訳に打ち込み、バグダードの翻訳学校で多くの仕事をした。

インドの医学書『チャラカ・サンヒター』や『スシュルタ・サンヒター』も、インドの医師が協力してアラビア語に訳された。

3　アル・ラーズィーとイブン・スィーナー

こういう翻訳事業を基礎にして、独自にイスラム教徒の中からすぐれた医師が現れた。とくに有名なのは、アル・ラーズィー（ラテン名はラーゼス）とイブン・スィーナー（ラテン名はアヴィセンナ）、ともにペルシア人である。アル・ラーズィーは九

〜十世紀、イブン・スィーナーは十一世紀の人であるが、前者とほぼ同時代の、エジプト出身の医学者イスハーク・アル・イスラーイーリー（ユダヤ人イサーク）について少し触れておこう。チュニジアで活躍した人で没年は九三二年とされる。『尿の書』、『熱の書』が有名で、それらはコンスタンチヌス・アフリカヌスによってラテン語に訳され、サレルノの医学に重要な役割を果たした。とくに『尿の書』は、中世を通じて、尿診断法の基本的なテキストの一つであった。

アル・ラーズィー（ラーゼス）

アル・ラーズィー（八六五〜九二五）はテヘランの近郊で生まれた。少年のころは哲学と音楽に進もうと考えていた。ウード（中近東で生まれた弦楽器、中国、日本の「琵琶」の祖型）の演奏では一流だった。しかし、友人の薬剤師と語り合ううちに、医学に関心を持つようになった。医術に専念し始めたとき、もういくらか年をくっていたが、進歩は早かった。かれはまず郷里の病院の院長になることができ、まもなくバグダードに呼ばれた。大きな病院を新しく建てる計画があり、いちばん適した場所を選ぶのが初仕事であった。かれは生の骨付き肉を、いくつか、候補の場所に下げておいた。肉が腐るのに一番長く時間がかかった場所は、空気がもっとも健康なのだ、とかれは主張した。こうして、そこが病院に選ばれた。

老年になってラーズィーは盲目になった、といわれる。伝記作者はそれについて奇妙な話をいくつか残しているが、ここでは省略する。

ラーズィーは多産な著作家で、百冊あるいは二百冊の著作を残した。ほとんどが写本のままで、印刷されていない。そのため正確な判断が難しいのである。医学書だけではなく、哲学、化学、数学、天文学、物理学に関わる本もたくさん書いた。

アラブにおけるラーズィーは、『包含の書』（ラテン語で *Continens*）という医学百科事典で評価が高い。死後弟子たちが分担して書いたもので、ギリシア、アラビア、インドの医師に知られた一切を記録・編集し、ラーズィーの観察によって肉付けされている。中世の西洋で広く知られていたのは、かれがホラサンの支配者マンスール・イブン・イスハークのために書いた、『アル・マンスールの書』という医学の簡潔な手引き書である。

『痘瘡および麻疹について』はかれが独自の観察をまとめたものである。これは特定の「病気」を扱った単行本としては史上最初のものといえる。痘瘡と麻疹は、まだはっきり区別されていない。しかし、その中には、すぐれた臨床的記述がある。

イブン・スィーナー（アヴィセンナ）

「世界がかつて見た最大の男の一人」とエルグッドがいうイブン・スィーナー（九八〇～一〇三七）を生んだのはバルフ（現アフガニスタン、古代バクトリア王国の中心地）近郊の村である。父は収税吏、母はウズベキスタンのブハラに近い村の娘だった。

かれの著作は全ヨーロッパに影響を及ぼしたが、かれ自身は中央アジアの半砂漠地域から外に旅行したことはなく、六十歳になる前に死んだ。

血液循環の発見者ハーヴィが友人に言った。「アリストテレスとキケロとアヴィセンナを読みたまえ」。ハーヴィは、中央アジアの大医師をこう言って懐かしんだのである。

アヴィセンナが五歳のとき（九八五）、家族はブハラへ移り、かれは教育を受け始めた。第一にコーラン、第二に修辞学、ついで代数と算術、天文学、神学であった。十六歳になったとき医学を始めたが、自伝にかれはこう書いた。「学習期間、夜は眠って過ごすことなく、昼は勉強以外には費やさなかった。不明の点に出会うと、全身の洗浄を行い、モスクへ行き、自分に理解を与え、困難の扉を開いて下さるよう、神に祈った」。

十八歳にもならないのに、かれはすでに医師としての名声をかち得ていた。ブハラの王が病気になったとき、かれは治療に成功し、大いに感謝された。かれは宮廷で名誉ある席を与えられ、王宮の図書室にいつでも入れる資格を与えられた。数年のち、最初の本を書いたが、それは二十巻もある百科事典だった。そのとき二十一歳だった。

父が死ぬと、しばらく生計が困難だった。かれは次々と主人を変え、とうとうハマダン（西イラン）へ来た。そのとき首長が重い疝痛《せんつう》に悩んでおり、アヴィセンナはそれを治した。首長はかれの能力に気づいて大臣に任命した。ハマダンの軍国主義者たちは反対だったが、臨床の腕が優れているため、その地位を奪うことができなかった。

最後はイスファハンに腰を据え、科学に専念した。金曜日にはたくさんの学者が集まって、かれの知恵から学んだ。五十八歳になる前に、体力が尽き、かれは死んだ。アヴィセンナは、あとに尨大《ぼうだい》な数の著作を残した。多くは包括的な性格のもので、科学のいろいろな領域にわたっている。かれはあらゆる分野で優れた仕事をした。後世の人びとによって第二のアリストテレスと見なされ、あるいはアリストテレスとネオプラトニズムを結びつけた、とも言われている。

もっとも重要な医学著作は『医学典範』である。五巻から成っており、その標題は、

第一巻は　医学概論

第二巻は　薬物論（マテリア・メディカ）

第三巻は　各論としての病理学、内科と外科

第四巻は　体の一部以上をおかす病気の各論、化粧術

第五巻は　薬物集・薬物の製法

となっている。邦訳は五十嵐一『イブン・スィーナー』（一九八一）がある。これは第一巻の一部を、アラビア語原典から訳したものである。

また、アヴィセンナには、『医術詩篇』という医学生用の暗誦詩集もある。千三百二十六の対句から成っている。例えば、こんな具合に、「自然とは元素のこと／混じり合っては体となる／ヒポクラテスは正しくも／水・火・土・風を説く／証拠といえば肉体は／死して四者に帰りゆく」（二三～二五、五十嵐一訳）。

医学生たちは、バグダードやダマスカスの通りを、『コーラン』で鍛えた喉で、音吐朗々とこれを吟唱しつつ闊歩《かっぽ》したのであろう。

一九五二年、ウズベク共和国のブハラでアヴィセンナ千年祭が行われた。ウズベク

は当時ソ連に属していた。「出隆《いでたかし》博士が、雑誌『思想』にブハラの千年祭のことを記していた」と前嶋信次が「不確かな記憶」として述べておられる。雑誌『医学評論』も、七〜八号（一九五二）にこの千年祭を紹介している（表記は「アヴィセンヌ」）。

ラーズィーは臨床家、アヴィセンナはアラビア医学の体系家だった。ラーズィーは臨床歴、個別の症例を好んだ。アヴィセンナが関心をもったのは、むしろ個別を超えた「共通なもの」であった。アヴィセンナは哲学についてはアリストテレスを、医学についてはガレノスを教師とした。ガレノスのように、アヴィセンナは整合的な、隙間のない体系を作り上げようとした。かれの手によって、医学は、ギリシア、アラビアの全知識を包含する、論理的な建築物になった（シゲリスト）。

ルネサンス時代の改革者パラケルススは、ヒポクラテス、ガレノスとともに、旧弊医学の代表としてアヴィセンナを槍玉に挙げたが、それもアヴィセンナの偉大さを示すものである。アヴィセンナは十二世紀以降、ヨーロッパの医学教育で重きを置かれてきた。

十五世紀後半の、ドイツ・チュービンゲン大学のカリキュラムを見ると、一学年はガレノスとアヴィセンナ、二学年はアヴィセンナとラーズィー、三学年はヒポクラテスとガレノス、さらに補講としてアヴィセンナ、ユハンナ・イブン・マサワイー（八～九世紀のネストリウス派の医師）、コンスタンティヌス・アフリカヌス、それにアラビア語翻訳術が加えられており、さながらアラビア医学研修であった。十九世紀末になっても、ペルシア人の医者の大多数は、アヴィセンナの医学以外は知らなかった（ハスキンズ）。しかし、十五～十六世紀には、ドイツ人医師も同じだったのである。

筆者は、数年前、スペインの書店から『医術詩篇』（パリ、一九五六）を購入した。アラビア語、フランス語、ラテン語対訳で、編者はアルジェリアの学者、古書ではなく新本である。立派な本だが、比較的安い値段だった。発行部数がかなり多いのであろう。アヴィセンナは今日も生きて、流通しているのである。

4　イスラムの衰退と西欧への科学・医学の移転

ウマイヤ朝がアッバースに打倒されたとき、アブド・アッ・ラハマーンはスペインに逃れ、七五六年、コルドバに後ウマイヤ朝（七五六～一〇三一）を作った。小さいイスラム国家がセヴィリアとグラナダにも樹立された。後ウマイヤ朝三代目のラハマーンはカリフの称号を名乗った。エジプト、マグリブを中心とするシーア派のファーティマ朝（九〇九〜一一七一）もカリフを称し、ここに三つのカリフ制が成立した。

コンスタンティヌス・アフリカヌス

一〇二〇年頃、北アフリカのカルタゴに生まれた。始めイスラムだったが、のちキリスト教に改宗、モンテ・カシーノのベネディクト派修道院に加わった。ギリシアの自然学、医学の文献をアラビア語からラテン語に訳し、西方へ伝えた最初の人物であり、サレルノ、ひいてはモンペリエの医学校に大きな影響を与えた。さらにそのテキストはルネサンス時代に至るまで、ヨーロッパ医学教育で広く用いられた。一〇八七年頃没。

イヴン・ルシドとマイモニデス

イブン・ルシド（アヴェロエス、一一二六〜九八）はコルドバに生まれ、神学と法学を修め、のち医学・哲学に転じた。アリストテレスの注釈を始め、多くの哲学書を著したが、それらはアラビア語からラテン語に訳され、西欧中世に大きな影響を与えた。十三世紀のパリ大学では、「アヴェロエス学派」がトマス・アクイナスの神学と対抗した。『医学百科大全』も著したが、もっぱらガレノスに依っている。モロッコで没した。

マイモニデス（イブン・マイムーン、ヘブライ名ラビ・モーゼス・ベン・マイモーン、一一三五～一二〇四）はユダヤ人の哲学者、医師。やはりコルドバに生まれ、アヴェロエスに学んだ。哲学者、タルムード学者であったが医学の著作も多い。

マイモニデスが生まれたころ、スペインのイスラム帝国は末期だった。かれの一家は北アフリカのフェズ（モロッコ）、ついでカイロに移った。ファーティマ朝の宰相、のちアイユーブ朝を開いたサラーフッ・ディーン（サラディン、クルド族出身）は、アッバース朝のハルーン・アル・ラシードと並ぶイスラムきっての名君、マイモニデスより三歳年少だったが、このカリフの侍医になったのである。イングランドの獅子王リチャードからも王室医師にと誘われたが、かれは「封建制のヨーロッパの粗野な雰囲気よりもアラビアの文化のほうが居心地がよいと考え、王の申し出を断った」（マックス・I・ディモント『ユダヤ人』藤本和子訳、朝日選書、一九八四）。それはサラディンのイスラム軍が、十字軍を追い払った前後のこと、マイモニデスはイスラムに文明があり、ヨーロッパは野蛮という判断を下したのである。

かれの医学著作はヘブライ語やラテン語、さらに近代各国語に訳された。ヒポクラテスの『箴言《しんげん》』への注釈、養生論、中毒学、医学倫理など、広範な題材にわたっている。死後、かれは、ユダヤ人世界の医学聖人になった。

スペインではイスラム教徒とキリスト教徒が、戦争と文化の両面で鎬《しのぎ》を削っていた。とくにカタロニア（スペイン北東部、地中海沿岸地方、中心はバルセロナ）は十世紀中葉以降、西欧がイスラムと触れ合う接点であり、アラビアの学術がヨーロッパへ移入される門戸であった。十二世紀になると、スペインやイタリアで、ギリシア・アラビア学術書のラテン訳が大量に行われ、西欧世界は知的覚醒を経験する。いわゆる「十二世紀ルネサンス」（ハスキンズ）である。

第七章　芸術家と医師のルネサンス――中世からの「離陸」

中世の間、農民の生活は苦しく、領主、国王、教会に対する不満をつのらせていた。一三八一年、イギリス農民蜂起を指導した一人ジョン・ボール（ケントの気が狂った牧師といわれた）は「アダムが耕し、イヴが紡いだとき、ジェントルマン（地主）はどこにいたか」（When Adam dalf and Eve span, Who was then a gentleman）と叫んだ。

本来、ボールのこの叫びは、法王か司教が説教壇から発してもよかったものである。「人間の言葉」は権力にではなく、謀叛の側にあった。フィレンツェの別荘に集まった『デカメロン』の貴公子・淑女とともに、イギリスの農民もいかがわしい牧師でさえも、「神の言葉」に真実がないことを知っていたのである。

人びとの知恵は開けつつあった。製紙法と印刷術がそれに拍車をかける。製紙法は中国人が西方に伝えた。唐の製紙工が捕虜（七五一年、タラスの会戦）としてサマルカンドへ連れてこられ、やがて紙はその地の名産になり、十二世紀以降、ヨーロッパ人も製紙を学びとった。印刷術はドイツ人グーテンベルク（一三九四／九九〜一四六八）が発明した。聖書や教科書が大量に印刷されるようになった。

十五世紀には「大航海時代」が始まった。「アメリカ人」が世界史に登場、ヨーロッパ人は、未知だった人種、動物、植物、病原体に接した。

ルネサンスは、まずイタリアを舞台として展開した。フィレンツェ、ミラノ、ヴェネチアなどの諸都市は商業と貿易で繁栄していたし、コンスタンチノープルからはギリシアの学問を携えて多くの亡命者がやって来たし、イベリア半島やシチリアからはアラブの文明が絶えず移入されたし、最後に、そこはローマ帝国の遺跡が豊富で、古代ギリシア・ローマの文化を偲ぶのに好都合だった。こうしてルネサンスはイタリアで開花し、やがてヨーロッパの諸都市にも広がっていった。

1　新しい医学は芸術家の工房から

ルネサンスの医学は、二人の芸術家、レオナルド・ダ・ヴィンチ（一四五二〜一五一九）とミケランジェロ（一四七五〜一五六四）から幕が開く。

ルネサンスが目指した学芸復興には、古典文献の再吟味が含まれており、長年の間に俗化したヒポクラテス、ガレノスを、純正ヒポクラテス、純正ガレノスに戻そうという努力がされた。しかし、それだけでは医学は変わらない。せいぜい古典ギリシア人の水準に返るだけである。疫病を取っても分かるように、新しい医学が望まれていた。革新的なものは、旧時代には片隅に隠れ、時には眠りこけていた存在が胚芽《はいが》になるものだ。

新しい医学の胚芽になったのは解剖学であった。そして、その解剖に先鞭《せんべん》をつけたのは芸術家だった。ヴェサリウスが解剖のメスを揮う半世紀前に、レオナルドはフィレンツェの彫刻家・金工師の工房で、ミケランジェロも画家・金工師の工房か修道院で人体の皮を剝《は》ぎ、肉体の奥底に探究の眼を注いだ。フィレンツェの工房や修道院が、芸術家、かつ科学者であったかれらを育んだ。芸術と科学は分化せず、一体だったのである。

レオナルドは万能人だった。かれは兵器、要塞、運河の建設、寺院の設計、鳥の飛翔の研究から飛行機の試作、水力学、幾何学、植物学の研究など、探究の眼は自然界の一切に及んだ。その「解剖図譜」が全貌を現したのは二十世紀になってからである。

万能人といえば、次世代のイタリアの医師カルダーノ（一五〇一～七六）も忘れられない。かれの父はレオナルドの友人だった。かれには医学、占星術、音楽、数学と広範囲の著作があるが、とりわけ代数方程式（三次方程式）や確率論の研究で知られている。盲人のための本（点字）や失聴者のための補聴器の工夫もした。

一五〇六年から始まる短い数年、レオナルドとミケランジェロは、画家ラファエロと共にフィレンツェで仕事をした。フィレンツェのこの芸術的な雰囲気は、医師にも大きな影響を与えた。フィレンツェ人、ベニヴィエニ（一四四八〜一五〇二）の遺作『病気の隠された原因について』は一五〇七年に世に出た。「隠された原因」を、ベニヴィエニは剖検によって明るみに出した。それは二百年後、パドヴァのモルガーニが『解剖学的に研究した、病気の座と原因について』によって確立する病理解剖学の先駆であった。

2　大学の成立

英語のユニヴァーシティに当たるラテン語はウニヴェルシタスだが、その原意は「一つになる」（unus-versus）ということで、同業組合（ギルド）から始まったのである。イタリア・ボローニャの大学（一〇八八）は学生組合が、フランス・パリの大学（一一五〇）は教師組合が機構の中心となった。イギリスのオックスフォードやケンブリッジでは、学生の寄宿寮（コレギウム、「集まる」cum-legere に由来）が大学の構成単位となったが、これから「カレッジ」の語が始まった（古川安）。ヨーロッパでは十二世紀以降、アラビアやビザンチンからの知的刺激の流入を受け止める形で、大学が急速に作られていった。しかも大学そのものはイスラム世界で先んじており、十世紀にはブハラやカイロに大学があった。モスクの付属学校から大学へ発展したのである。ブハラの学校の成立には、インドのサンガ（僧伽《そうぎゃ》、仏教徒の集まり）が影響したともいう（伊東俊太郎『十二世紀ルネサンス』）。パリの司教座付属学校がパリ大学の前身であったように、東西を問わず大学は、宗教と深く結びついて成立したのである。

中世の大学には、神学、法学、医学の三つの専門課程があり、また専門以前の学芸学部では、自由七学科（リベラル・アーツ）として、文法、修辞、弁証術の三科と、算術、幾何、天文学、音楽の四科の教育が行われた。

サレルノ医学校の灯は十三世紀末にモンペリエ大学とボローニャ大学に引き継がれた。ヴェサリウスやハーヴィが学び、医学史に不朽の名を残すパドヴァ大学はボローニャ大学の分身として設立されたのである。

ルネサンスと近代科学の担い手は、多くが大学の外にあった。大学は中世的な枠組みに束縛され、また教会や世俗の権力の干渉から自由になりにくかった。ヴェサリウスなど、何人かの医学教授を別とすると、大学人として目ぼしい存在はガリレイとニュートンくらいである。そして、ガリレイも大学を辞してからアリストテレスや天動説に反対する著作を公にしたし、ニュートンも自然哲学者としての活動は大学の外で行った。むろんダ・ヴィンチもミケランジェロも大学教授ではない。この傾向は、実に十九世紀まで一貫して続くのである。

十七世紀になると、イタリア、イギリス、フランスで、大学の外に各種の学会（アカデミー、ソサエティ）が生まれ、これが学者の新しい共同の場となった。ベーコンの思想に裏づけされた「ロンドン王立協会」（一六六二年創立）は、科学史上重要な役割を果たした。ボイルらの「見えない大学」（Invisible College）は、この協会の成立を促す有力な流れであった。

3　二人の全能人——フラカストロとパラケルスス

フィレンツェに大芸術家たちが落ち合ったころ、パドヴァの医学部の椅子には、フラカストロ（一四八三〜一五五三）がポーランド人コペルニクス（一四七三〜一五四三）と並んでいた。『天体の回転について』（一五四三）の著者も医学生だった。

学窓を出たフラカストロは、ヴェロナ近郊に住み、著作をし、医者を開業した。かれは詩について、魂について書き、天文学の著作に携わり、地理の本も執筆した。疫病には強い関心をもっていた。二つの医学書『シフィリスまたはフランス病』（一五三〇）と『伝染、伝染病、およびその治療』（一五四六）によってかれの名は不朽である。「梅毒」に「シフィリス」と命名したのはかれであった。フェルネルの「ルエス」とともに、今日まで通用している。

フラカストロは疫病が、伝染（コンタギオン）の種子によって、人から人へ、ときには物体を介して伝播する、と主張した。この種子は体内で増殖する力をもっている。また種子には特殊性があり、その種類によって違う疫病を生ずる。かれは水痘、麻疹、ペスト、肺癆《はいろう》（結核）、らい病、イギリス発汗病（十五〜十六世紀にイギリスを中心に流行し、自然に消滅した本態不明の病気）、梅毒、発疹チフス、複数の皮膚病を区別した。ベニヴィエニは病理解剖、フラカストロは臨床観察という、方法の差こそあれ、病気の「個別化」を目指したのである。多様な病気を認識することで、新しい医学が始まろうとしていた。

パラケルスス（テオフラストゥス・フォン・ホーエンハイム、一四九三〜一五四一）は一四九三年、スイスのアインジーデルンで生まれた。ここはベネディクト派の修道院があり、有名なマリア像によって巡礼地になっていた。一五〇二年、家族はフィラッハ（オーストリア）へ移った。そこはフッガー家の鉱山学校がある鉱山町である。父は市の医師になった。パラケルススは鉱山学校や精錬所で化学に親しんだ。そして、医師になるために、ウィーンで教養学を、イタリアのフェルラーラで医学を学んだ。しかし、大学は「辛い失望の年月」だった。

かれはほとんど全ヨーロッパを歩き、旅をしながら診療をした。かれの問いは、つねに本質に向けられていた。なぜ病気があるのか？　なぜ人は衰え、死ぬのか？　人はなぜ狂気になるのか？　人とはなにか？　かれはラテン語ではなく、郷里のアレマン語（ドイツ南西部、スイス、フランスのアルザス地方のドイツ語〔アルザス語〕、『家の友』の著者へーベルや哲学者ハイデガーもアレマン語地域の出身者）で考え、書いた。

青年期の著作『ヴォルーメン・パラミールム』（一五二五）では、生命の五つの領域が、健康と病気でどういう役割を果たすか、という問題を論じている。

第一の領域は「天体因」*ens astrale*、第二の領域は「毒因」*ens veneni*、第三の領域は「自然因」*ens naturale*、第四の領域は「精神因」*ens spirituale* である。この四つの病因の乱れから病気がおこるが、一方、第五の領域「神因」*ens Dei* があり、ここに病気から回復する道が開けている。そこへ導くのが医師の務めである。

かれは一五二四年、ザルツブルクで開業した。ドイツ農民戦争が勃発し、農民に共感を持ったかれは拘束された。ザルツブルクからは追われ、シュトラスブルクへ移動した。

かれは、バーゼルの大印刷業者フロベニウスやエラスムスを治療し、かれらの知遇によって、市の医師になることができた。父と同じ職業だった。ただしバーゼルでは、市の医師は同時に大学医学部の教授であった。

一五二七年の六月五日、かれは挑発的な、新医学のプログラムを告示し、教授たちの反感を集めた。しかも聖ヨハネの祝日に、焚火の中へアヴィセンナの『医学典範』を投じてみせ、たちまち注意人物になった。かれの講義もあまりに型破りであった。ついに学部は講堂の使用を禁じた。かれは一五二八年二月バーゼルを離れ、また放浪を始めた。

『パラグラーヌム』（一五二九～三〇）でパラケルススは医学の四つの柱を立てた。

第一の柱は哲学、自然哲学である。第二の柱は天文学（占星術）である。第三の柱は化学である。生涯を通じてかれは化学者であった。化学によって効果ある治療剤を作り、体のあり方を解明することができる。かれは金属その他の鉱物性薬品（硫黄、鉛、アンチモニー、水銀、鉄・銅の化合物）を大いに用いた。第四の柱は徳である。

『オープス・パラミールム』（一五三一）では、万物が三つの始原 tria prima から成る、という考えを展開している。人体をつくる三つの実体は硫黄、水銀、塩であり、それぞれが「燃焼」、「昇華」、「灰化」という特性をもつ。三者の調和は健康を、分離は病気を意味する。体に生命を与える力を、かれは「アルケウス」と呼んだ。

かれは鉱山、鉱夫を研究する機会を何度かもった。『鉱夫病』はその成果である。それは一五三三〜三四年に書かれたが、彼の死後一五六七年になって刊行された。特定の職業病について書かれた、史上最初の本である。それは鉱夫の病気、とくに肺の病気（第一書）、精錬・冶金労働者の病気（第二書）、水銀による病気（第三書）の三部から成っている。

しばらく、かれは、医学から離れたかに見えたが、イン川の谷にペストが勃発したとき再び立ち上がり、小冊子を書いた。そして、学説の決算、『弁明』を執筆した。一五四一年、パラケルススはザルツブルクで死に、葬られた。

た。

4　アグリコラと『デ・レ・メタリカ』

パラケルススの『鉱夫病』と前後して、鉱山についてのもう一つの名著が生まれた。

鉱山労働者の病気が早くから注意されたのは、産業として歴史が古いこと、必ずある規模をもつこと、労働環境が劣悪であったこと、作業条件が苛酷であったことなどによる。十四～十五世紀以降、商品流通とそれに伴って通貨としての金・銀の需要が増すと、こういう状況はさらに厳しいものになった。

ヨーロッパでは、アルプスからカルパチアに至る中央山地にチロル、ザクセン、ボヘミアなど、代表的な鉱山地帯が散在し、その地域に生まれた人たちが鉱山に注目した。パラケルススが少年時代を送ったフィラッハには鉱山学校があったし、『デ・レ・メタリカ』（一五五六）の著者アグリコラ（ゲオルク・バウアー、一四九四～一五五五）が生まれたグラウハウもエルツ山地に近く、やがてかれはボヘミアの鉱山町ヨアヒムスタールに長く居留する。のちに詩人ノヴァーリス（一七七二～一八〇一）もフライベルクの鉱山学校で学んだ。そこには有名な地質学者ヴェルナー（一七四九

〜一八一七）が教鞭を執っていた。ノヴァーリスの小説『青い花』は、老坑夫をモチーフにして美しい詩をうたいあげる。こういう人びとは、鉱山を知り、坑夫の生活に愛情を抱いた「山国人」だった。ゲーテは『色彩論』の中で『デ・レ・メタリカ』を驚嘆すべき贈り物と評し、イギリスのベーコン（一五六一〜一六二六）がこれに触れていないことを訝《いぶか》しむ。「内陸ドイツの民は、好んで鉱山の閉じた地域に滞在し、心を集中させ、限られた全体を科学的に完成させようとする。ベーコンは、広さと無限へ赴き、船旅には重要な、しかし不確かな風に手を伸ばす。かれは海で囲まれた島国人、全世界と関わる国民なのだ」。ゲーテはこういう言葉で、ドイツの内陸民とイギリスの島国人の志向を比較した。

『デ・レ・メタリカ』の一節は、鉱山の労働者を脅かす病気を次のように記述する。

鉱山によってはひどく乾いていて、まったく水というものがない。この乾燥こそ、労働者を大いに害するのであって、掘削によってかき立てられ、巻き上がった塵埃《じんあい》が気管や肺に入り込み、呼吸困難をおこすのだ。この病気をギリシア人は「喘息《ぜんそく》」（アストマ）と呼んだ。塵埃が磨耗性だと、それが肺を侵食し、体に消耗病を植えつける。こうしてカルパチアン山脈の鉱山では、七人の夫に嫁いだ女性がいるが、その夫たちはすべて、この怖ろしい消耗病によって、早く世を去ったのである。

アグリコラもイタリアでの遊学中（一五二四～二六）、エラスムスと知己になった。一五二九年、パラケルススがバーゼルを離れた翌年、エラスムスはヨアヒムスタールの学校長から『デ・レ・メタリカ』の予告を受けている。しかし、原稿が完成して、印刷のためバーゼルへ送られたのは一五五三年であった。その十一年前、ヴェサリウス『ファブリカ』の原稿がアルプスを越えて、やはりバーゼルへ向かったのである。

5　解剖学者ヴェサリウスと外科医パレ

アンドレアス・ヴェサリウス（一五一四～六四）も大学に失望した青年であった。その大学はパリである。ブリュッセルで宮廷薬剤師の息子として生まれたかれは、身近な動物の解剖に熱中する、風変わりな少年だった。かれはルーヴァンの学校から、パリへ送られた。しかし、この有名な大学は、ヴェサリウスの期待に背いた。シルヴィウス（デュボア）の授業は、ガレノスのテキストを読むだけだった。もう一人の教授ギュンターは、ガレノスの解剖書をラテン語に訳した人だったが、メスは晩餐用と決め込んでいた。

しかし、パリでも、時おり人体が解剖された。あるときヴェサリウスの熱心さに注目した教授が、かれに執刀を命じた。かれは期待に応え、次の機会にも解剖者にしてもらえた。

一五三六年、戦争が始まり、ヴェサリウスはパリを離れた。かれはヴェネチアへ行き、そこで同郷のカルカル（一四九九頃～一五四五以後）に逢い、一緒にパドヴァへ行った。カルカルはイタリアのティツィアーノ（ヴェネチア派の巨匠）の工房で修業した人、のちヴェサリウスの仕事に大きく貢献した。

一五三七年十二月五日、ヴェサリウスはパドヴァ大学を卒業した。次の日、かれは、わずか二十三歳で外科と解剖学の教授に任命された。医師に比べて外科医の地位が極端に低かった時代であるから、外科・解剖学の教授の待遇も悪かった。しかし、ヴェサリウスにピッタリの職務だったことは間違いない。

かれはガレノス学がサル、ブタ、ヤギの解剖学であることを知っていた。人体解剖のしっかりした著作を書こう。ヴェサリウスは、画家カルカルに助けられながらこの仕事に取り組み、一五四二年八月一日までに『人体の構造に関する七つの書』（略して『ファブリカ』）の原稿を完成した。解剖図の一部はティツィアーノが描いたといわれる。『ファブリカ』は、ルネサンス美術史の芳醇な果実の一つなのである。

ヴェサリウスはこの本の印刷をバーゼルのオポリヌス（パラケルススの秘書・助手だった人である）に委託した。フォリオ版、六六〇頁、三百以上の銅版図を含み、それまでにない規模と体裁と、そうして独創的な内容を具えた『ファブリカ』は、こうして出来上がった。一五四三年は、医学の歴史を『ファブリカ』が、天文学の歴史を『天体の回転について』（コペルニクス）が飾った記念すべき年である。

かれはまだ二十八歳だったが大学を去り、父にならって宮廷に入り、神聖ローマ帝国皇帝カール五世、そのあとスペインのフィリップ二世の侍医になった。一五六四年のある日、かれはアルプスを越え、ヴェネチアに出た。今度はパドヴァではなく、パレスチナ行きの船に乗ってエルサレムを目指した。しかし、旅行中に病気になり、イオニアの島で死んだ。

フランスの外科医アンブロアズ・パレ（一五一〇頃〜九〇）の一生は戦争で明け暮れた。ヨーロッパの王たちが覇権を争っていた時代である。とくに、イタリアへの介入をめぐる、フランス王家とハプスブルク家の対立を軸として、全ヨーロッパが戦火を交えた「イタリア戦争」（十五世紀末～十六世紀半ば）は熾烈《しれつ》であった。

フランソワ一世（フランス王）とカール五世は一五二一～四二年に四度戦火を交えた。一五三六年、パレは、フランス王の軍隊に加わって戦場にいた。ヴェサリウスは敵側、カール五世の方である。パレの周りは死者と負傷者で一杯だった。外科医は患者の傷口を焼灼するために、沸騰したニワトコの油を注いだ。患者は絶望的な悲鳴をあげるのだが、この処置をしないと「火薬の毒」で命が危ない、とされていた。

パレはニワトコ油が切れたので、卵黄とバラの香油とテレビン油を混ぜて軟膏を作り、傷を塞いだ。「私は、傷を焼灼しなかった負傷者のことを考えて眠れなかった。次の朝、見にいくと、驚いたことに、私が膏薬で治療した人にはほとんど傷の痛みがなく、炎症も腫れもない。沸騰したニワトコ油で焼灼した患者は、高熱があり、傷は炎症をおこし、腫れてひどい痛みを伴っていた。これから野蛮な焼灼はやるまい、と私は決心した」。


イタリア戦争では、「騎士の決闘と弓矢の戦いから転じて、傭兵隊を駆使し、鉄砲・大砲を組織的に活用し、強固な砦《とりで》を築く軍事革命の時代が始まった」（近藤和彦、深沢克己）。軍事技術の発達は創傷の複雑化、重症化を伴った。それまでの刀や槍による傷は、一次的に、つまり化膿を伴わずに塞がることが可能だったし、それが理想であった。しかし、十五世紀以降、火器の使用が普及すると、傷はほとんど始めから複雑で、化膿した。銃創は火薬で毒されているからむしろ化膿は必要なのだ、という考えが一般化した。それが「褒むべき膿」というガレノス医学の思想だったのである。

クロアジエは、中国では三国時代（三世紀）の有名な華佗《かだ》のあと、宦官《かんがん》をつくる去勢術以外の外科が発達しなかった、それは、中国人の手仕事への軽蔑とともに、中国文化の非軍事的性格による、と推定している。十六世紀ヨーロッパで、外科医パレや解剖学者ヴェサリウスが活躍したことは、頻繁な戦争、「軍事革命」と無縁ではなかった。

パレは床屋外科医（一説には金細工師）の息子として生まれた。パリに出て床屋外科医の徒弟となり、戦争に参加したのである。

一五四五年、パレは銃創についての自分の意見を本にした。

一五五二年の戦場では、四肢の切断時、出血を止めるには、焼灼よりも結紮《けっさつ》がまさることを知った。結紮は古くからある方法だったが、パレが再導入したのである。

同じ年、パレはアンリ二世（フランソワ一世の息子）の侍医に登用された。この王は、騎馬試合で眼を刺されて死んだが、そのときヴェサリウスがベルギーから派遣されて診察しようとした。パレは別の侍医の妨げで診察できなかった。

一五五七年、床屋外科医のかれに名誉が訪れた。コスマス・ダミアンゆかりのサン・コーム医学校の外科長に任命されたのだ。――フランスでは、医師と外科医とははっきり区別されていたが、外科医も、教授資格をもち、貴族的身分の「長い衣の外科医」と、毛髪の手入れと簡単な外科療法に携わる「理髪師」(床屋外科医)とが区別された。コスマス・ダミアンは「長い衣の外科医」の守護聖人なのである(ジャック・ルゴフ)。

「私は包帯をした。神が癒したもうた」*Je le pensai, Dieu le guarist*――パレのこの言葉はしばしば引用される。謙遜なパレの人柄が偲ばれる。もしかれが異教徒でヒポクラテス医学の徒だったら、この後段を「自然が癒した」というはずである。同じ言葉を砂原茂一は、日本結核病学会の講演(一九七八)の中でこう訳した。「神は癒し外科医はホータイを巻く」。これはまた、違った味わいがある。

6　ジャン・フェルネルとミカエル・セルヴェトゥス

ジャン・フェルネル(一四九九~一五五八)は医師、数学者、天文学者でパリ大学教授、宮廷医師（アンリ二世とカトリーヌ・ド・メディチ妃の侍医）を兼ねた。その『一般医学』（一五五四）は多くの版を重ね、ヨーロッパ中に普及した。「生理学」、「病理学」、「治療学」の三部から成っている。この「病理学」（パトロギア）という言葉は、ガレノスが使って以後、ほとんど使われなかったものだ。その病理学は剖検も含み、インフルエンザの症候、梅毒（かれの「ルエス」）の感染様式、結核、潰瘍性心内膜炎、腎盂結石、穿孔性虫垂炎の所見を記述している。かれは淋病を独立の病気と考えた。しかし、梅毒と淋病の完全な分離は、十九世紀半ばを待たなくてはならない。当時の医師たちと違って、かれは占星術を受け入れなかった。

イギリスの神経生理学者シェリントン（一九三二年ノーベル賞受賞）には『ジャン・フェルネルの達成』（一九四六）という名著がある。

ヴェサリウスがパリの医学部で解剖をしたのは一五三六年までであるが、ヴェサリウスのあと、解剖の仕事を引き継いだのは、スペイン人の医師、神学者ミカエル・セルヴェトゥス（一五一一～五三）であった。かれは数年前、『三位一体説の誤り』を匿名で刊行していた。異端審問が相次ぐ時代に、それは危険なことであった。

哲学者ロック、ニュートン、化学者プリーストリーも反三位一体派（ユニテリアン）であったが、時代はずっと後であり、イギリスでのことである。
当時のパリの医学部では、ジャン・フェルネルが教授の一人だったし、解剖の指導に当たったのはシルヴィウス（デュボア）とギュンターであった。ギュンターは『解剖学原理』（一五三六）で、ヴェサリウスを、そしてその新版（一五三九）ではセルヴェトゥスを称賛している。しかし、セルヴェトゥスが占星術について論じた文章は医学部長の怒りを買った。かれはパリを去り、ローヌの河畔ヴィエンヌで医業を営むかたわら、モンペリエやパドヴァを訪れ、宗教改革者カルヴァンにも理解を求めようとしたが無駄だった。一五五三年、『キリスト教の再建』の書によって、カルヴァン派とローマ法王庁の双方から追及される身となり、最後はカルヴァンの手に捕らえられて火刑に処せられた。

この本で、セルヴェトゥスの生理学的な寄与というべき点は三つある（クールナン）。
(1)血液は肺を通過し、そこで大気と混じって色を変える（鮮紅色になる）。
(2)心臓から肺への血流（肺動脈流）は、その血管径から見て、たんに肺の栄養のためとは考えられない。
(3)心室の中壁には血液の通過を許す構造は認められない。

「肝内で、血液が門脈から空静脈へ注ぐのと同じしかけで、肺内では、精気（スピリトゥス）が肺動脈から肺静脈へ注ぐ」。こうセルヴェトゥスはいう。この精気を酸素と読み替えれば、かれの認識は、現在私たちが持つそれときわめて近い。しかし、その時代、スピリトゥスは「聖霊」だった。それが血液を座とする、という主張は、異端審問の厳しい目を、とても逃れられなかった。

肺循環についてはアラブの医師イブン・ナフィース（一二一〇年、ダマスカス生まれ）がその著作の中で語っており、ラテン語化されて十六世紀初めパドヴァにも伝えられた。ヴェサリウスの後任コロンブスも、著作の中で肺循環を指摘したが、それはセルヴェトゥスの著作より六年後である。しかし、この前後、真実は明らかになりつつあった。

第八章　科学革命の時代

現在「科学」として理解されている知的方法は、十七世紀を中心に成立した。その成立過程を「科学革命」と呼んだのは、英国の近代史家H・バターフィールド（一九四九、『近代科学の誕生』渡辺正雄訳、講談社学術文庫、一九七八）である。その「科学」は、第一に、神学者ではなく、実践的・合理的な知識人が担った、第二に、現象の背後にある本質を問うよりも、現象そのものの解析に向かった、第三に、科学が技術と手を結んだ、さらに研究者が共同する機関ができて科学が制度化したなどの特徴を持っている（伊東俊太郎「科学革命について」）。

ルネサンスや宗教改革は、ヨーロッパ、またはその一部における文化現象であったが、科学革命はより普遍的な効果を持った。そうして成立した科学は、ヨーロッパ以外の地域に、抵抗なく移入され、理解されうる性格であったし、さらにこの新しい要素は強力な酵素のように、古い伝統を解体させ、科学と進歩がセットになった「輝かしい」科学文明を創出してゆく。日本人も、この科学文明の魔力にとらわれる日がくるのである。

1　ガリレイ、力学、形態学

最後のルネサンス人、しかも科学革命の最大のチャンピオン、ガリレオ・ガリレイ（一五六四〜一六四二）は、ヴェサリウスが死んだ年、斜塔で名高いピサで生まれた。かれは新しい科学の成立の時代を、ベーコン（一五六一〜一六二六）、ハーヴィ（一五七八〜一六五七）、ニュートン（一六四二〜一七二七）とともに担った巨人の一人である。ガリレイの異端審問について、B・ラッセル（一九三一）は次のように書いた。

ガリレイと裁判所の対立は、たんに自由な思考と保守頑迷、科学と宗教の対立ではない。それは帰納（induction）の精神と演繹（deduction）の精神との対立であった。演繹を信ずる人は、ふつう典拠を「神聖な書物」に求めるから、その権威を疑う者に対して必然的に苛酷である。ガリレイはアリストテレスと聖書の両方に疑いを投げかけ、それによって、中世における知識の全体系を破壊した。

　ガリレイはパドヴァ大学の教授を辞したのち、『天文対話』（一六三二）と『新科学対話』（一六三八）を書いた。『新科学対話』は「新しい科学者」サルヴィアチの次の言葉で始まる。「ヴェネチア市民の、あの有名な造兵廠での、日々たえ間ない活動は、研究者たちの頭に、思索のための広々とした働き場所を与えている」。

　ガリレイが対話の場所として、書斎でも講堂でもなく、滑車やハンマーの音で騒がしい、造兵廠の作業場を選んだことは象徴的である。それは「マニュファクチャーにおける事態を全宇宙に投影」（ボルケナウ）する機械論的な世界像には似合いの場所だった。ルネサンスに主役だった幾何学は、十七世紀にはその座を解析学に譲ろうとしていた。金細工師の工房から造兵廠の作業場への変化はこの事情を反映している。ハーヴィの血液循環の発見は『新科学対話』に先立つ十年前、ハーヴィも「バロックの時代」の生理学者として、その推理法はマニュファクチャーの論理であった。

　ガリレイから動物の形態に関した部分を引用してみる（『新科学対話』今野武雄・日田節次訳、岩波文庫、一九三七、一九四八）。

イヌが二メートルの高さから落ちても、ネコが五メートルの高さから落ちても怪我をしないのに、ウマは同じ位の高さから落ちれば骨を折ってしまいます。コオロギが塔から落ちたって、アリが月の世界から落ちて来たとしても、やはり怪我をしないでしょう。幼い子供は、自分の兄さん姉さん達なら、脚を挫くとか頭蓋骨を打ち割るような高さから落ちても、べつだん怪我をせずに済むんじゃないかしら。要するに、小さな動物は大きな動物にくらべて丈夫に出来上がっているのです。

ガリレイが見抜いたのは、生き物の形態に潜む力学的な原理だった。そこには作業場の親方たちの知恵が凝集している。なぜある形態は強靭であり、なぜある形態はくずれやすいのか、美しい自然の形態は、どういう形と力の配分・均衡に基づいているのか。構造の原理を尋ねることで、解剖学は形態学になる（シンプソン、一九五九）。ガリレイが『新科学対話』で提出した問題は、後年、ダーシー・トムスンが『成長と形』（一九一七）、ハックスリが『相対成長の問題』（一九三二）で扱う主題に引き継がれた。

中世では、自由学芸といえば七科、その下位に、七つの技芸（機織、建築、航行、耕作、狩猟、医術、演劇）があった。これらはどれも「手の仕事」であり、自然の模倣と見なされて卑しめられていた。しかし、ガリレイ以後の近代科学は、これら「手の仕事」を源泉としたのである。

2　ハーヴィと血液循環

ウィリアム・ハーヴィ（一五七八～一六五七）は、イギリス・ケント州のある町に、国教徒に属する事業家の長男として生まれた。ケンブリッジのカレッジで医学を学んだのち、一五九八年、イタリア・パドヴァ大学へ入学、一六〇二年までそこで学んだ。

画家ルーベンス（一五七七～一六四〇）がアントワープからローマへ遊学したのも一六〇〇年である。かれは名作「ボレアスとオレイテュイア」で象徴的に描き出したように、やがて南方ルネサンスの成果を「略奪」し、北方フランドルにもたらす。医学もやがて、中心を北方ライデンに移すが、ハーヴィはこの移動のさきがけであった。

ハーヴィを指導したのは解剖学者ヒエロニムス・ファブリキウスであった。ヴェサリウスのあと、コロンブス、ファロピウスを経て、いまファブリキウスが継いでいた。その教室でハーヴィは学び、「拍動する心臓」の機能、そこを通過する血液の量と特質、という問題を背負って帰国したのである。

帰国したかれは聖バーソロミュー病院の医師、ついでジェームス一世の侍医（一六一八）、チャールズ一世の侍医（一六二五）になる。内乱の時代であったが、政治に関心をもたず、クロムウェルが覇権を握る四〇年代後半まで、かれの地位は安定していた。百二十八種もの動物の解剖をしたのはその時期である。かれは人間の代用としてサルを解剖した医師ガレノスの目ではなく、比較解剖学者アリストテレスの目で解剖をした。こういう研鑽の中から二つの業績『心臓と血液の運動』（一六二八）と『動物の発生』（一六五一）が生まれた。

心臓と血液はハーヴィによって内部の運動器官になった。動物の体は卵から発生し、成長することが明らかにされた。ヴェサリウスに代表される十六世紀の解剖学は、ハーヴィによって動きを与えられ、「生きた解剖学」（生理学）になった。ハーヴィは「存在よりも生成に関心をもつ」バロック科学者の典型であった（シゲリスト）。十九世紀のウィルヒョウが「すべての細胞は細胞から」といったとき、その下敷きにはハーヴィの「すべての生物は卵から」があった。

ハーヴィ以前に肺循環は発見されていた。すべての血液が肺を通って流れる、そうして心臓の左室から、血液は大動脈を経て駆出される。しかし、それからが未解決であった。

心臓を露出した動物で、拍動する心臓を手で摑《つか》むとわかるが、この器官は自ら縮み、固くなる。収縮がアクティヴなのであって、ガレノス以来考えられてきたように、拡張がアクティヴなのではない。心室の収縮によって血液は、右なら肺へ、左なら四肢や内臓へ駆出され、弁があるために、流れは必ず一方向である。心室の中隔に交通路はない。

そこから、まったく新しい仕方の思索が始まる。それまで血液には、栄養やプネウマ（精気）の運び手としての意味が強く与えられていた。そこでガレノス以来、肝臓、肺、脳、この三つの急所をつなぐ路線を、いかに巧みに設定するかが問題の中核だった。しかし、ハーヴィは、ガリレイ力学の時代の学者らしく、栄養やプネウマを無視し、吸気の意義や体熱の起源も問わず、血液の運動学に考察を集中した。

かれは収縮による心臓からの駆出血量を約三十グラムと見積もる。もし心臓が一分間に七十二回うつならば、一時間には百三十キログラム、体重の二倍以上だ。この莫大な量の血液が、食餌から、あるいは絶え間ない新生によって補給されるのは不可能だ。しかもその血液はどこへ行くのか、組織の中へか、これも不可能だ。そうなると、残された可能性は、動脈から出た血液が再び心臓へ還ることだし、還り道としては静脈があるだけだ。その静脈では、血流は心臓へ向かってだけ流れる。ファブリキウスが記載した弁がそこでものをいう。それを確かめるには、腕の表在静脈に指を置いて観察するだけでよい。

こうしてサークルは完結し、血液の循環は発見された。血液は、心臓の左室→動脈→体のあらゆる部分→組織の隙間→静脈→右心房・右心室→肺→左心房、そうして左心室に戻る。「組織の隙間」が「毛細血管」であることを、ハーヴィの死後まもなく、イタリア人の解剖学者マルチェロ・マルピギー（一六二八〜九四）が、顕微鏡を使って発見した〔注1〕（一六六一）。

〔注1〕　十六世紀末から十七世紀初めにかけて、オランダで最初の顕微鏡、最初の望遠鏡が作られた。ガリレイは一六〇九年、望遠鏡の理論を解析し、自分でも試作したほか、顕微鏡の改良も試みた。顕微鏡の生物学への応用は、フック（一六六五）の『ミクログラフィア』（細胞の発見）、グルー（一六八二）の『植物の解剖』に始まる。オランダのファン・レーウェンフックは赤血球や原生動物を、イタリアのマルピギーは毛細血管を観察、オランダのド・グラーフは卵細胞を発見した（一六六八）。この後、顕微鏡の改良は停滞したが、十八世紀末になると複合レンズをもった高倍率の顕微鏡が出現し、十九世紀中葉には顕微鏡

が商品化して広く普及した（佐藤七郎による）。

ハーヴィ著『心臓と血液の運動』が刊行された一六二八年は、近代医学の始まりになった。「千年以上、ヨーロッパ人は、自然の事実をただそれだけのために発見しようと、だれ一人しなかった。観察を行い理論を立てても、その理論は教会の権威と結びついてドグマ化した」（デール）。ハーヴィは、もう神について語る必要がなかった。かれは心臓を国王にたとえたが、そのこと自体、新しい、世俗の時代を告げていた。

3　医物理派と医化学派

十六世紀から十七世紀にかけて、人体の肉眼的構造はかなり正確に記載されつくした。今日でも人名を冠した解剖学名（例えば眼瞼のマイボーム腺）がたくさん使われているが、方々の弁や腺に名を残しているこれらの人びとは、多くはこの時代のイタリア、スイス、オランダ、ドイツの解剖学者である。いくつか例をあげると、バウヒン（一五六〇〜一六二四、スイス人）回盲弁

ウィルスング（一六〇〇～四三、ドイツ人、パドヴァの教授）膵管
マイボーム（一六三八～一七〇〇、ドイツ人）瞼板腺
ド・グラーフ（一六四一～七三、オランダ人）卵巣濾胞
ブルンネル（一六五三～一七二七、スイス人）十二指腸腺
パイエル（一六五三～一七一二、スイス人）腸粘膜のリンパ濾胞
バルトリン（一六五五～一七三八、デンマーク人）女性外性器の前庭腺
カウパー（一六六六～一七〇九、イギリス人）尿道球腺
などである。とりわけ分泌管や腺の記載が多いのは、十七世紀における医化学的な傾向を反映している（アッカークネヒト）。ここに見えるバルトリンはカスパール、トマス、カスパール二世と、三代続いたコペンハーゲン解剖学教授（十七世紀はこの一家で解剖学講座を引き受けた）バルトリンの三代目カスパール二世である。

この時代の代表的な哲学は、フランシス・ベーコン（一五六一～一六二六）とルネ・デカルト（一五九六～一六五〇）のものである。「ベーコンは実用性に基づき、デカルトは明晰性に基づいて科学を再構築しようとした」（ギリスピー『科学思想の歴史』島尾永康訳、みすず書房、一九六五）。科学・技術の「進歩」への信頼はベー

コンの伝統である。そして、人間や動物の体を機械と見なすのはデカルト哲学の影響であった。十七世紀に、物理学または化学の成果を医学に適用しようという試みが現れた。その根底にあったのはこういう哲学である。これらの傾向が、医物理派と医化学派である。物理または化学の前に「医」がついて医物理・医化学となるのである。

サントリオ・サントリオ（一五六一〜一六三六）は医物理派を代表する一人である。現在スロベニアに属するユスチノポリス（当時はヴェネチア共和国の植民地）に生まれ、パドヴァに学び、一六一一〜二四年、そこで理論医学（いまの内科学）の教授をつとめた。同僚であったガリレイの影響を受け、医学研究に定量的な実験を導入、体重の測定によって消化・吸収の量を推定し、自分の不感蒸泄を実測し、体温計や脈拍計を発明した。著書に『医学静力学』（一六一四）、『アヴィセンナ・医学典範への注釈』（一六二五）がある。後者は引退後、ヴェネチアで著したものである。

医物理派のジョヴァンニ・アルフォンソ・ボレリ（一六〇八〜七九）はナポリで生まれ、ローマで死んだ。やはりガリレオの影響を受けた、生粋《きっすい》のイタリア人である。始め数学者として世に出たかれは、ピサで解剖学を教え、マルピギーも生徒の一人であった。かれはカトリック公会議の改革路線に異を唱えたため追放され、修道院の数学教師として貧窮の晩年を送った。主著は『動物運動論』（一六八〇〜八一）であるが、関心と仕事は、天文学、疫病学、生理学、物理学、火山学に及んだ。

このころ学会が各国で作られ、イタリアでは、プラトンのアカデメイア（学園）にちなんで「アカデミア」と呼ばれた。「アカデミア・デル・チメント」（実験アカデミー）は、メディチ家がパトロンで、ガリレイの弟子や孫弟子を中心とし、一六五七年から十年間活動を続けた。ボレリもマルピギーもそのメンバーに加わっていた。

医物理派がイタリア人のものとすると、医化学派は北方人が中心だった。ブリュッセルのファン・ヘルモント（一五七九～一六四四）とライデンのシルヴィウス（一六一四～七二）はこの傾向を代表する二人である。

ファン・ヘルモントはフランドルの貴族の家に生まれた。ルーヴァンの大学を卒業したが、医学も含めて、どの学問にも幻滅した。スイス、イタリア、フランス、イギリスを旅し、錬金術師に逢い、パラケルススの著作を知った。かれは「化学」こそ真に有効な治療薬を提供するだろうし、それ以上に、それは自然を理解する鍵になる、と思った。一六〇九年から、かれはブリュッセル近郊で孤独な研究の日を送った。

古代ギリシア以来、「空気」（アエール *aer*）はエンペドクレスの四元素（水・火・空気・土）の一つ、あるいはヒポクラテスの「空気、水、場所」の一要素として、つねに単一・不可分のものであった。しかし、ファン・ヘルモントが「ガス」という概念を「カオス」から造語したとき、そこには複数の「ガス」が存在する、という観念が宿っていた。それは「病気」が単一ではなく、複数の病気がある、という認識と軌を一にしている。ギリシア人の「空気」とは違う、固体、液体に対する「気体」が誕生したのである。ファン・ヘルモント自身、炭酸ガスを発見し、これを「森の精」と名づけた。

かれは尿と雨水の重さを比較して、正常の尿はつねに（とくに渇きのとき）雨水より重いが、尿と雨水がまったく同じ重さを示す頻脈の少女があった、と記載している（おそらく腎不全か）。尿の濃縮・希釈という化学病理学の扉を、かれは開いたのである。

ファン・ヘルモントがカトリックで、パラケルスス流の神秘主義者であったのに対し、シルヴィウスはユグノー（カルヴァン派の新教徒）で合理主義者であった。

シルヴィウスはドイツのハナウで生まれた。この地がグリム兄弟を生む百七十年ほど前である。かれはライデン、バーゼルで学び、ライデンでは解剖学の私講師として、ハーヴィの血液循環説を擁護した。一六五八年、ライデンの医学教授となった。この頃この大学は、パドヴァの栄光を奪って輝き始めていた。画家レンブラント（ライデン生）が描いた『解剖学講義』は、ライデンの解剖学者トゥルプを中心とした集団肖像画である。シルヴィウスも解剖学者としては、脳のシルヴィウス導水管、シルヴィウス裂溝に名を残しているし、病理学の方面では結核結節を最初に記載したのがかれである。

かれの消化生理学の仕事には、医化学派としての特徴が表れている。かれは醱酵《はっこう》と醱酵素の役割を強調し、酸・アルカリ平衡の失調によって多くの病気を説明した。

十七世紀半ばには、リンパ、リンパ管の構造が、スウェーデン、ウプサラのルードベックやデンマーク、コペンハーゲンのバルトリン、イギリスのジョリヴラによって次第に明らかにされていた。シルヴィウスはこういう知識を使って、浮腫の発生病理を説いた。

シルヴィウスの大きな貢献は、臨床教育の改善であった。臨床講堂やベッドサイドで、患者の症状、原因、治療について討論する、という新しい形の教育がライデンで始まり、それは次の世紀のブールハーフェによって引き継がれた。

ロイヤル・ソサエティと「見えないカレッジ」

イギリスの学会はロイヤル・ソサエティ（王立協会）で代表される。それは始め、ベーコンの経験主義を掲げる民間学者の集まりだったが、一六六二年、国王チャールズ二世が認可し、「ロイヤル」(国王公認)となった。メンバーは清教徒が多く、当時の政治対立では議会派に属していた。一六六三年の会員六十八人のうち、四十二人が清教徒かつ議会派、二十六人が王党、ハーヴィは後者の側だった。

ここで「清教徒」というのはカルヴァン派のことで、イギリスでは清教徒(ピューリタン)、スコットランドでは長老派(プレスビテリアン)、フランスではユグノーと呼ばれたのである。

「気体法則」に名を残す化学者ボイル(一六二七〜九一)は「ロイヤル・ソサエティ」創立の中心人物であった。かれが主宰した「見えないカレッジ」Invisible College がその母体になった。「弾性の法則」、『ミクログラフィア』のフック(一六三五〜一七〇三)はボイルの弟子で後継者であった。

ボイル、フック、それにローワー、メイヨーら、ロイヤル・ソサエティの会員たちは呼吸の生理に強い関心を持ち、「酸素」の発見にもう一歩のところまで迫っていた。

4　科学とプロテスタンティズム

近代ヨーロッパの科学者にプロテスタントが多いことは、ロバート・マートン(一九三八）の指摘でよく知られるようになった。マックス・ウェーバーの名著『プロテスタンティズムの倫理と資本主義の精神』（一九二〇）は、この問題と深いところで触れ合っている。下村寅太郎が『近代の科学的心情とプロテスタンティズムについて』（一九五一）その他でこれについて論じたものは、どれも示唆に富んでいる。メイスン『科学の歴史』（矢島祐利訳、岩波書店、一九五五〜五六）は、「新教国に異端審問所がないことはしばらく措くとして」、近代ヨーロッパの大科学者の中で、プロテスタントがカトリックを凌駕したのはなぜかと問う。

第一に、初期プロテスタントの心性と科学的態度の類似である。プロテスタント運動がカトリック司祭の指導と権威を排して自己の宗教的体験（聖書の解釈も含む）の中に真理を見出そうとしたように、科学者も古代・中世の学者に背を向けて自分で自然を説明した。プロテスタントとは、結局は新しい神観念と宗教習俗の創出であった。もう異端派とはいわず、改革者となったのは、担い手が、とくにゲルマン世界の中では多数だったからである。地中海世界からやって来た、擬人的な神を否定する点では、多くの人がすでに無神論者だった。しかし、ルターやカルヴァンは非擬人的な神を創出した。それが無神論ならぬ「宗教改革」であった（私たちには、奈良・平安仏教に対して法然や親鸞が辿った「改革」の道が身近で理解しやすい）。こういう神とは「愛」とか「理想」の別名に過ぎないのではないか、とさらに問う人もあったであろう。しかし、人間は神なしにこういう美徳を貫けるほど強い存在だろうか。その問いの前に人びとは立ち止まったままである。

第二に、宗教的目的を達成するための科学の利用。これはとくにイギリスの清教徒が重視したことで、かれらにとって「良い仕事」が救済の保証なのであり、科学の研究は「良い仕事」に含まれていた。メイスンはこの、「良い仕事」の要素を重視する。これが科学活動に積極的な刺激を与えた、とかれはいう。ガリレイ、ケプラー以後、科学活動の中心が、カトリックのイタリア、ルター派のドイツから、イギリス、オランダ、フランスへ移ったことはこの関連で理解できる。ドイツとイタリアでは、十九世紀になるまで、ガリレイやケプラーほどの科学者は二度と出なかった。

5　心と脳の十七世紀

プラトンは『国家』、『パイドロス』、『ティマイオス』で魂の「三区分」を説いた。その三区分はルネサンスの文人エラスムス（一四六六頃～一五三六）が再現する。かれは『痴愚神礼賛』（一五〇九、渡辺一夫訳、岩波文庫、一九五四）の中でこう語った。「ユピテル大神によって、頭の狭苦しい片隅に押しこまれた〈理知〉は、心臓という生命の泉とともに胸の城砦を占拠する〈怒り〉と、下腹まで広々と領土を拡げている〈淫欲〉という二人の暴君を相手にしなければならない」。

エラスムスは十六世紀初めだが、十六世紀の末を飾るのはシェークスピアである。『ヴェニスの商人』（一五九六〜九七）の第三幕第二場で歌われるのは、「浮気心の芽はどこに、胸の底にか首《こうべ》にか」（福田恆存訳、新潮文庫、一九八五）。「浮気心」が宿るのは、心臓か頭か（Or in the heart, or in the head）、と問いかけたのである。しかし、十七世紀は「魂」から、心臓という宿を、アリストテレス最後の虚妄として奪ってしまったのである。

精神科医千《ち》谷《だに》七郎《しちろう》は『一神経医から見た日本文化』（一九七二）の中でこう語った。

　この全古代から中世までつづいた三分もデカルトに至って抹消されました。代わって延長あるもの〈肉体〉と非延長の精神・思考という、互いに橋渡しできない二元論となって、とうとう理論的にも心が失われ、生命が見失われることになったのです。デカルトは近代科学の祖と仰がれることになりましたが、しかしそれ以後、人類の心喪失の進行が早くなりました。一度失ったものの取り返しは困難です。それを何とか取り戻そうという努力が幾度かヨーロッパで試みられました。ゲーテ、ロマン期思想家、ニーチェ、それに現代ではルートヴィヒ・クラーゲスの名が挙げられます。

デカルトは、ハーヴィにならって、自分でも心臓の運動、血液の循環に機械論的な説明を与えた（『方法序説』）が、そうなると、心臓には「心」の居場所はありようがない。そのデカルトは『情念論』でこう説いた。――心のプネウマ（les esprits animaux）は脳（脳室を指す）で作られる。「精神の座」（siège de l'âme）は松果腺である。それは脳室と密接に関係があり、しかも正中位にあるただ一つの器官である。

プネウマ（esprit）と精神（âme）との関係は少し不明だが、とにかくデカルトは、広がりétendueのある肉体に対する、広がりのない（目に見えない）精神の機能を設定し、それが生まれるのは脳室、居場所は松果腺としたのである。

脳室というのは、脳内の腔所《こうしょ》で、脊髄の中央を走る細い管とつながっている。古代このかた、この腔所がしばしば脳という中枢の座とされてきた。これは無脊椎動物（塊状脳）にはなく、脊椎動物（管状脳）に固有の構造である。この腔所は、深い湖がときに神秘的な説話を生んだように、「心のプネウマ」の生成部位と想定されたのである。

脳室が長く独占してきた「中枢の座」を、脳の実質に移したのは、イギリスの医学者トーマス・ウィリス（一六二一〜七五）であった。かれは臨床家としても傑出していたが、いちばん有名な著書は『脳の解剖学』（一六六四）であるし、かれの名前は脳底の動脈輪と結びついている。動脈輪というのは、脊髄表面から上行してくる系統発生的に古い動脈と、大脳の発達に伴って発達する内頸動脈枝とが吻合《ふんごう》して作る輪状の構造である。

十七世紀の風土の中で、脳を論じる際にウィリスは慎重であった。自分は聖書を研究するのと同じ尊敬をもって自然の秘密を探究した、こういう献辞を添えて、かれは自著をカンタベリー大司教に贈ったのである。

かつてフランスのガサンディ（一五九二〜一六五五）は、動物も、記憶や理性に当たる特性をもつからやはり魂がある、とした。それに対して、ウィリスはその魂を「肉体の魂」（あるいは「けものの魂」）と呼び、それはメス（ナイフ）の領分だ、しかし、人間には不死の、「理性の魂」がある。——人間の高次の機能はそれによる、こう説明して、解剖のメスの届かない彼方に神の領分を設定した。この二つの魂は、プラトンの馭者と馬を思い出させる。精神医学 psychiatry と神経病学 neurology の持ち分についても興味ある示唆となっている。馭者が行くのは精神科で、馬が行くのは神経科ということになるだろうか。不謹慎な譬えかもしれないが、ご容赦願いたい。

バルトリン（コペンハーゲンのバルトリン、その初代目か）は「人間学」anthropology を「解剖学」anatomy と「精神学」psychology（現在の「心理学」）に分けた。「精神医学」psychiatry という言葉はずっと遅れて、十九世紀のフランス人が導入したのである。

ウィリスは、それまで脳室に帰せられていた神経機能を、知覚は線状体、想像は皮質と基底核の間の白質、記憶は大脳皮質と局在させた。現在の知識からすると奇妙に響くが、なにしろ脳室という神秘の「湖底」から引き上げられ、「岸辺」たる脳実質に割りつけられたのである。落ち着くにはまだ数世紀かかりそうである。

6　イギリスの「ヒポクラテス」――シデナム

トーマス・シデナム（一六二四〜八九）は晩学であった。十八歳のときオックスフォードへ入学したが、ちょうど内乱が勃発、かれはクロムウェルの軍隊に入った。四年後軍務から解放され、医学を学ぶべくオックスフォードへ再入学。やっと卒業できたが、また内乱、かれは騎兵将校として参加した。一六五三年、戦争は終わってクロムウェル政府が成立。シデナムは議会に立候補したり、官職を得たりしたが、あまり成功もしないうちに、一六六〇年王政復古。シデナムはロンドンで開業医になった。王立医師協会から正規の免許を受けたのは一六六三年、かれは三十八歳になっていた（ケンブリッジから学位を受けたのは、一六七六年、五十二歳のときである）。ロバート・ボイルとジョン・ロック（一六三二〜一七〇四、この哲学者は医師でもあった）はシデナムにとって、それぞれ三歳、八歳年少の友人だった。

一六六五年にはデフォー（『ロビンソン・クルーソー漂流記』の作者）が『疫病流行記』（泉谷治訳、現代思潮社、一九六七）に書きとどめた疫病がロンドンを襲う。「うばった命は十万人。だが、わたしは生きのびた」（デフォー）。シデナムも生きのびた。

医師は病人から、病気の症状、経過、治り方を知り、学ばなければならない。理論はいらない。こうシデナムは考えていた。

病気とは、病人と外因とのたたかいだ。外因が働くとそれによる障害が現れる。これが第一の症状だ。しかし、自然の治癒力がそれに対して打ち克とうとする、障害をキャンセルしようとする、それが体の反応である。この反応の現れが第二の症状である。病気は自然の過程、自然が営む治癒活動である。熱はもっとも有力な武器である。このたたかいにおける医師の仕事は、自然を助けることだ。自然の治癒力を導き、強めることだ。ここまでは完全にヒポクラテス的である。

しかし、シデナムは、そのためには「その病気は何か」を知らなくてはならない、こう考える。――病気を作り出す際、自然は一定でむらがない。同じ病気なら、別の人におこっても症状はほとんど同じである。私たちはソクラテスの病気に見るのと同じ症状を、平凡人の病気でも観察する。一本のスミレについて、色、味、香り、形を正しく記載しておけば、その記載は地球上のどこにあっても通用する。

シデナムは三十歳代からかかった「痛風」についても古典的な記述を残した。痛風とリウマチはシデナムが区別した。それ以前の「痛風」（未分化時代の「痛風」）には、リウマチも同居していたのだ。かれは「小舞踏病」（シデナムの chorea ）も記載した。

かれはヴェサリウスにもハーヴィにも関心を持たず、「何も読むな、ドン・キホーテだけでたくさんだ」といった。「町の人びとの健康には、十人の医者より一人の道化者の方が有益だ」というかれの言葉も残っている。

シデナムはのちにイギリスのヒポクラテスと呼ばれる。ヒポクラテスもシデナムも、焦点は「病人」に当てていた。しかし、医学史の歩みの中で、病気の「特殊なもの」、「個別なもの」に、より鋭い関心が注がれるようになっていた。その成果をシデナムは医学に取り入れ、それによって、前進したヒポクラテスになったのである。

シデナムが発した「病気は何か」という問いは、次の時代に「解剖学的思考」と結びつき、病理解剖学という分野が開かれた（例えばモルガーニ）。一方では、病気の分類が重要視されるあまり、種々の病気を通じ、背後に共通に存在する生理の理法はおろそかにされる危険が、シデナムあたりから本格化したのも事実である。

7　『働く人々の病気』――ラマッチーニ

一七〇〇年はイタリアの医師ラマッチーニ（一六三三～一七一四）の『働く人々の病気』が発刊された年である。「職業病学」が誕生した年といってもよい。この本は四十章（補遺十二章）から成り、およそあらゆる職業の病気に目を注いでいる。

この本の第一章は「坑夫」である。それによってラマッチーニは、パラケルスス、アグリコラの系譜を受け継いだことになる。

ラマッチーニは一六三三年、北イタリアの名門エステ家の治めるモデナ王国の町カルピに生まれた。「ルネサンスの女」エステ家のイザベッラが世を去って一世紀のちである。十九歳でパルマの大学に入学して医学を学び、一六五九年に卒業した。さらにローマで医学の修業を重ね、診療所でも勤めたが、病気になり帰郷した。郷里の町では開業のかたわら、詩や哲学の論文を書いたりしていた。大旅行家だったパラケルススとは正反対に、かれは生涯イタリアを離れることがなかった。一六八二年、エステ家の支持によってかれはモデナに移り、再建されたモデナ大学の教授になった。

一六九〇年、かれは五十七歳で臨床家として名声が高かった。観察した患者の記録はボローニャのマルピーギにも送られていた。その一部は、のちにモルガーニが『解剖学的に研究した、病気の座と原因について』の中に収録している。「働く人々の病気」の講義は、この頃始められたらしい。

この年、哲学者ライプニッツがモデナへやって来て、約五十日逗留し、ラマッチーニはかれと親交を結んだ。そのあとこの地方を大洪水が襲い、疫病も流行《はや》った。かれはその経験を論文『田園における疫病の条件』にまとめた。それはウィーンの自然知アカデミーに（おそらくライプニッツの推薦で）受理された。ラマッチーニはアカデミーの会員に推薦され、第三のヒポクラテスという名称をもらった。

この本が出版された一七〇〇年、かれはパドヴァに招かれ、以後はこの地で研究を続けた。しかし、一七一四年、八十一歳の誕生日の朝、大学へ講義に出かける準備のさなか、卒中発作で倒れ、帰らぬ人となった。その三年前、モルガーニがパドヴァへ赴任していた。

古代の医師ヒポクラテスは病人に「どんな症状か、何が原因か、かかって何日目か、便は出るか、どんな摂生法をとっているか」を問えと教えた（「疾患について」）。ラマッチーニはこれに加えて、「何の仕事をしているのか」と尋ねるべきだ、という。その問いによって、ラマッチーニはヒポクラテスを一歩深めた。その問いによって「常民」の医学、「職業病学」が始まった。

かれの患者は貴族や富裕民ではなく、雑多な仕事に従事する常民であった。この著作で初めて、坑夫、錫細工人、鍛冶屋、下水掃除人、墓掘り人、パン製造人、石屋、洗濯女、馬丁、農民、漁夫、兵士、水夫、猟師などが、医学の舞台に登場した。著者は「もっとも賤しい作業場を何度も訪れ、機械仕事のからくりを」学んだ。こうして「働く人々」に深く接し、さらに文献を渉猟して、滋味溢れる語り口で本書を執筆したのである。

スミスの『国富論』(一七七六)は、職人が「特殊な仕事にうちこみすぎることからくる特殊な疾患」について述べながらラマッチーニを引用する(第一篇、第八章、大河内一男監訳、中公文庫、一九七八)。またマルクスは『資本論』第一部(一八六七)の中で、マニュファクチャー時代の社会的分業が「個人の生活根源をおそう」ことによって、産業病理学に材料と刺激を提供するとして、ラマッチーニを引用した(第四篇、第一二章、長谷部文雄訳、角川書店、一九六一〜六二)。こうして十七世紀末の労働医学の成果を、後世の経済学者が受け継いだのである。

『働く人々の病気』は松藤元による邦訳(北海道大学図書刊行会、一九八〇)がある。

第九章　近代と現代のはざまで

人間はつねに「いま」を意識していたが、古代からの時間軸の中での「いま」（ラテン語で *modo* →「モダン・近代」）の観念は十六・十七世紀人に由来する。その用法が数百年も続いて二十世紀に至った。十八・十九世紀はそういう古びた「いま」、すなわち近代（モダン）と、正真正銘の「時を同じくする contemporary」現代との境である。

十八世紀は「啓蒙の世紀」であった。真実を探る精神が沸騰した。前半は前世紀の姿を色濃く止めており、世紀の別は人為的に過ぎない。しかし、中葉以降、はっきり現代へ舵《かじ》を向けた。医学には解剖学の方法が浸透し、外科が権威を増し、種痘が試みられた。衛生学もさまざまな形で発展した。十八世紀を通して（前後の半世紀も含めて）鎖国を守っていた日本を訪れたのは、こういう科学で武装した西欧の勢力だったのである。

1　全ヨーロッパの教師ブールハーフェ

十七世紀の中葉、オランダ・アムステルダムは世界の商業・金融の中心であり、ライデンはヨーロッパ屈指の毛織物センターだった。オランダがスペイン領アメリカ、アフリカ、東洋に伸ばした通商の触手が日本に及んだのは十七世紀初頭であった。十七世紀末から十八世紀半ばに至る時期、ライデンの医学者ブールハーフェ（一六六八～一七三八）の名は世界に聞こえていた。

ブールハーフェは、始めライデンの神学生だったが、まもなくハルデルワイクの医学部へ移った。そこを卒業したあと、ライデンへ戻って医者になった。一七〇一年、ライデン大学の理論医学（内科に当たる）の講師に、そうして八年後、植物学の教授になった。その植物園はヨーロッパ中に有名になった。

かれは化学の教授にもなったが、その真価は臨床教育において発揮された。かれは医物理派に傾いていた。しかし、ライデンは、もともとシルヴィウスによって医化学の本場であり、かれが化学も重視したのは自然であった。臨床家としてはシデナムを尊敬していた。同僚には、すぐれた解剖学者アルビヌスがいた。

ブールハーフェの病院では、患者の状態を見た上で、一定の方法で検査が行われた。検査は尿と脈が主で、もちろん局在論の立場ではなく、患者の全身について病気の有無や種類を調べた。そうして診断と予後が判定され、治療の計画が決められた。こういう組織立った臨床はライデンで種が蒔かれたのである。

ライデンの大学は、創立以来、すべての宗教の学生に門戸を開いていた。そのために、諸国からの学生が集まり、大学は国際的な性格をおびていた。ヨーロッパのブールハーフェという宛名の手紙が中国から届いた、という。中国は清の康熙《こうき》帝《てい》の頃である。

六十一歳のとき、かれは化学と植物学の教授を辞任したが、臨床教育は死の直前まで続けた。かれは二冊の著作、『医学指針』（一七〇八）と『診断治療箴言』（一七〇九）を残した。『箴言』にファン・スウィーテン（一七〇〇～七二）が注釈を加えたものを、坪井《つぼい》信道《しんどう》（一七九五～一八四八）が『万病治準』として邦訳した。わが蘭学のあけぼのの時代である。ブールハーフェはまさに世界の教師だった。

ブールハーフェの生理学はスイス人のフォン・ハラー（一七〇八～七七）が、病理学はガウビウス（一七〇五～八〇）が引き継いだ。ブールハーフェは総合的・万能の医学者だったが、次の世代はもう、生理学、病理学を一手に修める時代ではなくなったのである。ガウビウスの病理学は、十九世紀半ば、ウィルヒョウも教科書に使った。

ブールハーフェの学派はエディンバラとウィーンに根を下ろした。スコットランドとオランダは毛織物工業でもカルヴィニズムでも長い結びつきがあった。また、エディンバラの大学は、ブリテン島の中で、非国教徒の入学を許した唯一の大学であった。ここでブールハーフェの弟子たちが新しい臨床派を創設した。この地は十八世紀後半、多くのアメリカ人留学生を迎え、かれらが草創期にあったアメリカ医学の指導者になった。

ウィーンの医学もブールハーフェの門下、とりわけファン・スウィーテンやド・ハーエン（一七〇四〜七六）の努力で改革された。

2　植物学者・医師リンネ

スウェーデンの有名な植物学者リンネ（一七〇七〜七八）はスイス人のフォン・ハラーとほぼ同時代人である。かれは植物学者であったとともに、医師でもあった。これはリンネの時代の博物学者（ナチュラリスト）に共通した事情である。

リンネが医師であったことを示す事実を、三つ挙げよう。

第一に、リンネは医師としての教育を受けた。ルンド、ウプサラで医学を学び、「間欠熱」(マラリア)についての論文をオランダの大学に提出して博士になった。

第二に、オランダを中心とする外国旅行から帰った後、三年間ストックホルムで開業医として生計を維持し、海軍病院の医官も務めた、後年、王室の侍医にも任命された。

第三に、リンネは三十四歳のとき、母校ウプサラ大学の医学教授に就任し、生涯その職にあった。この間に、ライフワーク『自然の体系』を何回も書き直したり、博物学、とくに植物学の本をいくつも書いた。また、植物園の経営や、動・植物の研究、生活や国民経済に役立つ植物の栽培など、博物学者として大いに活躍した。これらも、医学教授としての、かれの仕事のうちであった。この事情はブールハーフェと共通している。そして、かれは、症候論、養生論、薬物学などを、守備範囲として研究し、学生にも教育した。養生論はディエテティーク(英 dietetics)で、この言葉は今日では食養学、食事療法と解されているが、もともとは「生活のありかた」である。

中世・近代のヨーロッパでは、医学は植物学を重要な要素として含んでいた。植物とはすなわち薬物だった。植物好きの青年は医学校へ入って勉強した。その他の設備（植物園など）は少なく、そこで勉強できるのは、世襲や特別な縁のある人に限られていた。医学教育はナチュラリストのゆりかごであり、かれらに開かれた登竜門であった。

リンネが医学を学んだウプサラ大学は、一四七七年からの歴史をもつ、スウェーデン最古の大学である。十七世紀末のスウェーデンは大バルト帝国で、バルト海を内海にしていた。リンネが生まれた数年後、スウェーデン軍はロシア軍に大敗し、以後落ち目になるが、それでも十八世紀には、スウェーデンは、ウプサラ、ストックホルム、ルンド、ドルパート（現エストニア）、オーブー（現フィンランド）、さらにグライフスヴァルト（現ドイツ）に医科大学をもっていた。

大学生としてのリンネは、植物学への関心とその独創性によって教授リュードベックに強い印象を与え、かれは植物学の講義と、植物園の管理をリンネに任せた。

大学の課程を修了したリンネは、植物学講師をしながら、ラップランド（北方、ラップ人の地）やダーラナ地方を旅行した。さらに一七三五年、二十七歳のリンネは、ヨーロッパ各地への学術旅行に出発した。当時こういった大旅行は学者の候補生に流《は》行《や》っていたが、リンネには、オランダのハルデルワイク大学で学位をもらう、という目的もあった。かれは「間欠熱（マラリア）の原因についての新仮説」と題する論文を携えていた。

論文の審査は、一七三五年六月十二日、医学部長ゴルテルの主宰で厳粛に行われた。ゴルテルはブールハーフェの門下、その著作を宇田川玄随《うだがわげんずい》（一七五五～九七）が『西説内科撰要』として翻訳した。学位記は、七月九日にリンネに手渡された。

リンネはライデンを訪れた。リンネより四十歳近くも年長のブールハーフェはリンネを温かく迎えた。オランダを離れるリンネが暇乞いに訪ねたとき、老師はもう死を間近にしていた。かれは異国の青年に口づけとヴァレー（ラテン語で「さよなら」）を贈った。

モンペリエのソヴァージ（一七〇六～六七）の『病気の綱（クラス）』を読んだのも、オランダにおいてである。ブールハーフェは、ソヴァージの仕事を激賞していた。医学と植物学を学んだソヴァージは、シデナムに強い影響を受け、そのソヴァージの著作はまたリンネに衝撃を与えた。リンネはソヴァージと親しく文通し合った。一七四〇年、リンネはウプサラ大学の教授に任命された。翌年十一月、かれは大講堂で「病気の体系」の講義を開始した。以後三十六年間、かれは教授の職にあった。

リンネの医学の一つの面は、「病気の体系」づくりに現れている。「体系化」は十八世紀科学の特徴的な方法であったが、さらにリンネには信仰という動機があった。かれは大洪水のノアが舟の積み荷を数え上げたように、創造主の産物を数え上げた。それがかれの「体系」であった。かれは動物、植物、岩石という三界の体系化と並んで、病気の体系化も企てる。「体系化」は「分類」に通ずる。しかし、「分類」は個別の観察が集積した段階で、これを整理するために生まれた手段であり、一方「体系」は全体を見る目、秩序に対する信頼を前提とする。この二つは同じではない。

リンネが『病気の属』を刊行したのは、一七六三年である。リンネは、病気をまず十一の綱（次の表、カッコ内のローマ数字が十一の綱を数えている）にまとめた。

熱性　発疹（Ⅰ）、分利（Ⅱ）、炎症（Ⅲ）

非熱性
- 神経性
  - 感覚（疼痛）（Ⅳ）
  - 判断（知能障害）（Ⅴ）
  - 運動（麻痺・興奮）（Ⅵ、Ⅶ）
- 体液性：うっ滞（Ⅷ）、瀉下（Ⅸ）
- 固性（器官性）：内部の形態異常（Ⅹ）、外部の疾患（Ⅺ）

綱《こう》の下位には三十七の目《もく》を設定し、さらにその下位に、当時知られていた疾患を、三百二十五の属《ぞく》として数えた。例えば炎症（綱）の第一目は「粘膜」、その第七属に「膀胱炎」、疼痛（綱）の第二目は「外部」、その第一属に「痛風」、知能障害（綱）の第三目は「感動」、その第六属が「ノスタルジア」、内部の形態異常（綱）の第一目は「痩せ」、その第一属が「肺結核」といった具合である。

この方法の欠陥は、病理が動きのある過程として考慮されず、「病名」が不変の存在として扱われることである。それは臨床観察の中から「病名」に新しい生命を吹き込んだ、シデナムの方法とはむしろ逆である。リンネも、行き詰まりを感じていたにちがいない。

ソヴァージ、リンネについで、エディンバラのウィリアム・カレンも「疾病分類法・概観」（一七六九）を書いた。こういう方法は、十八世紀医学の一つの流れだった。

リンネはマラリア以外にも、らい病、壊血病、麦角病、じん肺に関心を寄せた。医師リンネは、植物学者リンネと、同一人とは思えないほど多産だった。

リンネの弟子たちは世界をかけめぐった。その一人ツュンベリは日本に十六ヵ月滞在し、日本の学界に大きな寄与をした。『ツンベルグ日本紀行』（山田珠樹訳、奥川書房、一九四二）がある。

3　アルプスの詩人・生理学者ハラー

生理学者、スイス人アルブレヒト・フォン・ハラー（一七〇八〜七七）はリンネに一年おくれて生まれ、一年先んじて没した。

ハラーはベルンに生まれた。アルプスの詩人としても知られる。かれは謹直なプロテスタントで超保守派であり、ルソーを嫌っていた（シゲリスト）。かれはゲスナー（一五一六〜六五）と並ぶ「万能の博識者」だった。

少年ハラーは医学の道を選び、十五歳でチュービンゲンの大学に入学、二年後、ライデンに移った。アルビヌスとブールハーフェがかれの生涯の目標を決めさせた。一七二七年に卒業したかれはロンドンとパリを訪れたあと、バーゼルの大学へ行く。ここではスイスの植物相に魅せられ、植物の研究に燃え立った。一七二九年、郷里のベルンへ帰り、医者として腰を据えた。

一七三六年の春、新設のゲッチンゲン大学は、かれを解剖学、外科学、植物学の教授として招聘した。ハラーはライデンを手本にして大学を整備した。図書館、解剖室、植物園、臨床の施設が整備された。かれは一七五一年、王立科学協会を創立した。

ハラーはスイスの植物相に関する仕事を発表したが、それはかれ流儀の、リンネとは違うシステムに基づいていた。かれはまた解剖学の研究（とくに血管系の解剖学）を数多く発表した。しかし、ハラーの関心は、ますます「生きた解剖学」、すなわち生理学へ向かった。生命は、たしかに特有の法則をもっている。しかし、それは実験的に証明されなくてはならない。ラ・メトリー（やはりブールハーフェ門下のフランス人医師）がハラーに『人間機械論』（一七四七）を献呈したとき、かれはその勝手な思弁を許せなかった。

ハラーは筋肉運動の研究から、動物生命の基本的な現象は被刺激性と感受性である、という結論に達した。すでにイギリスのグリソン（一五九七〜一六七七）が被刺激性の観念を提出していた。ただ思索家グリソンは、生組織一般の被刺激性を論じたが、ハラーは実験科学者だった。かれは門下のチンメルマン（一七二八〜九五）らとともに実験を繰り返し、神経が供給されている部分だけが感受性をもち、これに対して被刺激性は筋線維の特性であり、収縮はその表現であることを明らかにした。

ハラーとリンネは二人とも「体系家」だったが、行き違いも多く、温かい関係は生まれなかった。一七四七年、ハラーの体系『生理学初歩』が出版された。これは生理学の教科書として最初のものである。第二の著作として、一七五七～六六年の間に『人体生理学原論』が刊行された。『原論』の発刊が始まったとき、もうハラーはゲッチンゲンを離れ、故郷のベルンに戻っていた。以後かれはこの地で、実り多い日々を楽しんだ。

十八世紀には、刺激とその反応の本質が論議の的だった。十七世紀の機械論に対して、だれもが決定を迫られていたのである。ドイツではハレのシュタールが、すべてを心（アニマ）の働きに帰したし、フランスでは、モンペリエのボルドー（一七五二）が、腺の機能も生命特有の過程だと主張した。その門下バルテは、生命に特有の機能に、体が持つ再生能力も加えた。ハラーは、生命とは有機物質の内部構造の結果である、という考え（有機体論）だったが、ボルドーやバルテは、生命は特別な原理であって、それが体という物質に、外から天下りする、という生気論（ヴィタリスム）の立場だった。

十九世紀にも、ビシャの組織説はハラーの刺激・被刺激性説に影響されて生まれたし、ウィルヒョウも、生命活動の基礎に刺激論を置いた。かれは、興奮性（被刺激性）を生体のあらゆる部分の特性として、その点ではグリソンに後戻りした。

ハラーの生理学は臨床家によっても継承された。エディンバラのウィリアム・カレン（一七一〇〜九〇）は、神経作用に基づく病理説を立てた。あらゆる器官は神経エネルギーによって支配されている、とかれは言う。それが器官に緊張度を与えるが、緊張度が過剰だと痙攣（スパスム）、弱いと無力症（アトニー）になる。つまりあらゆる病気は「神経原理」の病的な障害であり、その修正・補正に向けるのが正しい治療である。ローマ時代のメソディストの近代版といえる。その弟子ブラウン（一七三五〜八八）はこの考えを踏襲し、興奮過多には阿片、興奮不足にはアルコールを処方した。このやり方は大陸で大いに流行った。

4　ハレの町の二人の医学教授

中部ドイツのハレにシュタール（一六六〇〜一七三四）とホフマン（一六六〇〜一七四二）がいたのは十八世紀初め、この二人は、ライデンのブールハーフェとともに、ヨーロッパ医学の代表的存在であった。当時のハレにはプロテスタント敬虔派（教条的な教会を離れ、個人の内的な敬虔への努力を説く教義）のフランケが教授をしており、後年の大作曲家ヘンデルがオルガン奏者として少年時代を送っていた。

シュタールもホフマンも、イエナで同じ時期に医学を学んだ。一六九四年、ハレに大学が設置され、ホフマン、ついでシュタールが教授に就任した。シュタールは植物学、生理学、病理学、養生法、薬物学、医事制度を、ホフマンは解剖学、物理学、化学、外科学、臨床医学を講じた。シュタールは「フロジストン説」によって化学史上有名である。フロジストンによって、燃焼も呼吸も腐敗も、首尾一貫した説明を与えることができた。整合性を重んじた「自然哲学時代」の産物だったが、化学の発達によって葬り去られた。

シュタールとホフマンの間には絶えざる対立があった。性格の違いもあったし、十七世紀機械論の評価にも違いがあった。シュタールは機械論の生命現象への適用には否定的だが、ホフマンはそれが可能と考えていた。ホフマンは遊学時代（フランス、オランダ、イギリス）にロバート・ボイルと親交を結んでおり、実験科学に強い志向を持っていた。一方シュタールにとって、人間は心（アニマ）であった。解剖で体の構造をきわめても、その人間の生はまだ説明できない。心が構造に初めて働きを与え、体に運動を呼びおこすのだ。すべての病気も、体の病というより、まず心の病である。「シュタールの思想は機械論的傾向に対する一つの反動であった。同時にそれは、医者が精神病をも自分の研究と管理に含める理論を作る試みであった」（ジルボーグ)。

体は死ねば朽ち、腐敗してゆくが、生ある肉体は心(アニマ)によって朽ちることがない。アニマは非物質性だが、「運動」を通じて、物質にその作用を及ぼす。シュタールは成長と発生、自然の治癒力、環境刺激に対する体の抵抗、本能、心身関係を研究した。こういう活動が、ばねや滑車や水力学の原理を越えていることは明らかではないか。

ホフマンは、生あるものは、宇宙を満たすエーテルである、と唱えた。動物は呼吸によってこれを体内に取り入れる。エーテルは目的を付与された単子(モナド)から成る、ともいった。単子は友人の哲学者ライプニッツから借用した観念である。脳ではエーテルから神経液が作られ、これが神経に沿って分配される。

シュタールもホフマンも、臨床は体液病理学によっていた。二人とも、多血ということを、病因として重視していた。チューリヒの病理学者リッペルトがその講義(一八九九)で紹介しているが、シュタールによると、血管に血液が過剰にたまると、子供だと血液は主に頭部へ流れるから鼻血が出る。中年だと、肺が余計に栄養を必要とするために肺出血と肺の炎症がおこる。老年だと、腹部に血液がたまって、これによるヒポコンドリー(腹部の不定症状を伴う気鬱)と痔核になる。これらの出血には、治療作用がある。

シュタールの学説の、「最後のしかももっとも尊敬に値する擁護者」はライプチヒの教授プラートネル（一七四四〜一八一八）であった（モルヴィッツ）。この医師は哲学者カントの『プロレゴメナ』（一七八三）の中に引用されている。

5　病理解剖学の花開く——モルガーニ

ハーヴィ以来、体液病理学は古来の四大体液ではなく、血液が中心になったし、いまやカレンやブラウンの神経病理学が人気を集めていた。そこでは病気はつねに全身病であった。しかし、別のさめた目が病気を見つめ始めていた。その目は問いかけていた。「病気はどこにあるのか？」。この問いはパドヴァの解剖学者が発した。

その名はジョヴァンニ・バチスタ・モルガーニ（一六八二〜一七七一）、かれはボローニャで医学を学び、ヴァルサルヴァ（一六六六〜一七二三）の助手になった。のちハラーのように開業医として郷里の町に腰を落ちつけた。そこへパドヴァから招聘が来たのだが、それもハラーと似ている。

モルガーニがパドヴァへ行ったとき、かれは二十九歳だった。かれは理論医学（内科学）の助教授に任命され、四年後、解剖学の教授になった。ヴェサリウス始め、多くの著名な解剖学者が占めてきた椅子である。かれは飽きることなく、観察と経験の日を送り、八十歳に近くなった。そして、一七六一年、『解剖学的に研究した、病気の座と原因について』を刊行した。その意味を一口でいえば、「病気は局在する」ということであった。病気の座は、器官〔単数または複数〕である。病的作用の働きによって、解剖学的変化が器官におこる。それが特定の病気をおこし、病的症状の原因になる。モルガーニはその大著でこういう観点を確立した。それは近代病理学の曙を告げた。

十六世紀の解剖学者たちも、器官に病的変化を認め、記述した。かれらが関心を持ったのはとくに奇形であった。十七世紀には、ジュネーヴのテオフィール・ボネ（一六二〇～八九）が、多くの資料から病理解剖の観察を集め、大著を刊行した（一六七九）。

しかし、解剖学的変化が臨床医学と結びつくには、まず解剖学が「生きた解剖学」、生理学にならなければならなかった。つまり解剖学的変化を、生前の症状と結びつけて理解するには、その器官の働きを知ることが必要だ。しかも、その生理学は「生きた生理学」、病態生理学として、症候論も含まなければならない。

十八世紀になり、生理学の認識が進歩して、解剖学は初めて医学の一部になった。「病理解剖学」が成立したのである。ハーヴィは言った。「肺癆〔肺結核〕や、その他の病気で死んだ患者の剖検は、死刑囚を十人解剖するよりはるかに教訓的だ」。死刑囚には解剖学しかないが、肺癆患者には病態生理学がある、と言ったのである。

モルガーニはパドヴァの解剖学者として学究の生活を送った。長寿がかれにも医学にも幸いした。死んだとき、かれは八十九歳であった。

6　スコットランドの外科医・病理学者ハンター

ジョン・ハンター（一七二八～九三）はスコットランド人であった。十歳ほど年長の兄のウィリアムはグラスゴーで医学を学び、ロンドンで外科医として解剖学を研究していた。ジョンもロンドンへ行き、兄の助手になった。大学は出ていなかったが、外科医になることはできたのだ。

かれも解剖学に熱中した。人間の器官を理解するには低次の動物の器官も知らなければならない。人間と、他の動物の器官の比較を通してのみ、生命の一般的機能を理解することができる、とかれは考えた。かれが関心をもったのは、比較解剖学と発生学だった。動物が発生の初期に、より単純な動物に似た構造を示すことが興味深かった。この事実は一世紀後に、ヘッケルによって明瞭に述べられるはずである。

一七六一年、かれは病気になり、外気に触れた方がよいと軍隊付きの外科医になった。イギリスはフランス・スペインと戦争（七年戦争、一七五六〜六三）をしていた。ハンターは外科医として多くの経験を積んだ。

一七六三年、戦争は終わった。ハンターはロンドンへ帰り、外科医として腰を据えた。運よく、かつて学んだセント・ジョージ病院の外科医に任命され、開業も発展した。かれの家族は次第に増加し、四十五人にまでなった。子供、家庭教師、助手、下男、下女、庭師、動物の飼育係、その他。住み込みの弟子の中にエドワード・ジェンナーがいた。一七七三年、かれは外科の私塾を始めた。かれが講じたのは、外科手術ではなく、むしろ外科総論であり、さらに解剖学、生理学、病理学を含んでいた。

ハンターの晩年はまさに努力の日々だった。六時前に起き、九時まで解剖室で働いた。正午まで自宅で患者を診察し、それから往診に出かけた。四時になると初めてゆっくり食事をとり、講義をした。それから、その日の観察を秘書に筆記させた。深夜に家族がベッドに入ったあと、ハンターは何時間も仕事を続けた。かれは狭心症で死んだ。

一七九四年、死後一年目に、かれの『血液、炎症、銃創についての研究』が発刊された。古くから炎症の理論は、医師たちの学びの場であった。ハンターは、観察と実験によって、炎症の過程を、従来以上にはっきり認識することができた。

炎症とは、さまざまな有害な影響に対する生体の反応である。炎症の型や経過は、原因、体の素因、それに罹患部の特性で決まる。炎症の主な型として、かれは「変質性」、「分泌性」、「再生性」を挙げた。「炎症は、それ自体、病気ではない。外傷や病気に続いておこる有益な作用である。すなわち炎症は病気の原因であるばかりではなく、しばしば治癒の様式なのだ」。こうしてかれは、ヒポクラテス—ガレノスの思想を継承した。

十八世紀には、医学と外科は「別々の」領域だった。ハンターの歴史的な意義は、外科的観察と実験をすべての医師の共有財産にしたことにある。かれがまず外科医であり、それから病理学者になったところに意義がある。外科と医学の間に最初の仮橋をかけたのはパレだったが、ハンターはそれを立派に補強した。次の世紀にはビルロートがそれを完成することになる。

7　天然痘とたたかった医師ジェンナー

十八〜十九世紀にかけて、天然痘は、もっとも恐ろしい病気の一つだった。ドイツだけでも、年間三万人以上がこの病気で死んだ。命拾いした人の多くはひどく醜くなった。

その当時でも、軽い形の病気に罹っておくと、あとに免疫が残り、有利であることが分かっていた。そこで穏やかな流行のとき、人工的に病気をおこそうとした。そういう工夫はもっぱら東方諸国にあった。インドでは、子供を天然痘患者の着物でくるんだし、中国では、かさぶたの粉末を鼻の孔から吹き込んだ。また天然痘毒は乾くと毒性が弱まることを利用して、中央アジアでは、こういう和らげた毒を、皮下に注射した。こういう方法はアフリカでもトルコでも行われた。コーカサス出身の女奴隷は美人で知られていたが、かれらは用心のため、ごく若いうちに注射された。

十八世紀の初め、コンスタンチノープルで、英国大使モンタギュ夫人はこの接種法を知った。この夫人は自分の子供に、東方のやり方で接種してもらう、という冒険をした。子供には天然痘の穏やかな徴候がおこっただけで、以後は免疫になった。一七一八年、英国へ帰ると、友人のプリンセス・オブ・ウェールズに、王子たちへの接種を勧めた。そこで、始め、七人の犯罪者と六人の孤児に接種し、のち普通の感染に曝《さら》すという実験が行われた。こういう人体実験が、この時代にはおおっぴらに行われたのである。被験者たちも同じように免疫を示し、一七二二年、王子たちが接種を受けた。

王室が示した見本は、天然痘の接種を広めるのに役立ち、それは「種痘」variolation と名づけられた。variola は痘瘡、variolation とは人工的な「痘瘡化」である。この方法はイングランドで急速に拡がり、ヨーロッパ大陸にも拡がった。

半世紀経った頃、ジョン・ハンターの弟子のエドワード・ジェンナー（一七四九〜一八二三）が、外科医として郷里の村に開業した。かれはまだ二十四歳だった。

この地域では、しばしば雌ウシの乳房に、天然痘とよく似た膿疱《のうほう》が現れた。ジェンナーは、この病気を「牛痘」variolae vaccinae と呼んでいた。「雌ウシの痘瘡」という意味である。ウシ飼いや乳搾りの女もときどきこの病気に罹った。

人びとの間には、「牛痘」に罹ると、本当の天然痘に対する免疫ができる、という考えが広まっていた。それが本当なら、種痘には「牛痘」を使ったらどうだろう、その方がより安全ではないか。ジェンナーはそう考え、実験に踏み切った。一七九六年五月十四日、ジェンナーは八歳の少年に、乳搾りの膿疱から取った材料を接種した。少年は典型的な牛痘の症状を示し、すぐに回復した。そこで七月一日、今度は本当の天然痘の毒を接種した。しかし、何の反応もなかった。天然痘接種を数ヵ月後に繰り返しても同じだった。牛痘による「予防接種」が、患者を天然痘に対して免疫にしたのだ。

ジェンナーは記録を王立協会へ送ったが無視された。動物の病気が人間に移され、人間固有の流行病に対して免疫を作るとは。田舎医者めが。ロンドンの権威者たちはこういって笑ったのだ。

ジェンナーは実験を続け、つねに同じ結果を得た。そして、一七九八年、七五頁、図が四枚ある『牛痘の原因と効果についての研究』を刊行した。この本に対する反応も冷たかった。しかし、ジェンナーは一七九九年、続報で観察を加え、さらに第三冊目を一八〇〇年に刊行した。かれの正しさはついに承認された。

人痘の接種は牛痘の接種 vaccination に代わった。雌ウシ（ワッカ vacca）は古くから飼育されて家畜化したが、人間との関わりは主に牧畜によってであった。しかし、ジェンナーが彼女たちに医療の分野でも重要な役割を与え、彼女たちは「ワクチン」vaccines という医学用語にその名前を貸し与えることになった。

8　ヨハン・ペーター・フランクの医事行政

かつて丸山博（一九五三）はこう書いた。「十八世紀、ヨーロッパ大陸に、特筆大書すべき労働科学の先覚者があらわれた。それはイタリアのラマッチーニ、フランスのラヴォアジエ、ドイツのフランクである」。

ヨハン・ペーター・フランク（一七四五〜一八二一）はバーデンのプリマーゼンの近くに生まれた。それはドイツ文明とフランス文明の境界地域であった。各地で哲学と自然科学を学んだのち、一七六六年八月、ハイデルベルクで医学の学位を取得した。

将来の希望を学部長に問われると、かれは答えた。「民衆の上にまとめて作用する原因は、医師の力でも防ぐことが困難です。しかし、行政当局が系統的な行動をとれば、多くは確実に防げるはずです。そういう目的に役立つ medizinische Polizey〔メディカル・ポリス〕というべきものを私は志望しているのです」。

一人の青年の発想としてはなんと見事なものではないか。この「ポリス」は警察ではなく「ポリシー」（政策・行政）である。「メディカル・ポリス」にもっとも近い近代英語は public hygiene（公衆衛生）だろうとシゲリストは言う。川喜田愛郎は「医事行政」と訳した。筆者も以下、これにならう。

フランクは、国の支配者たちに、いかにして民衆を良い健康に保てるか、それを教えることを生涯の任務とした。始めたときかれはわずか二十一歳だった。ライフワーク『完全な医事行政の体系』の最後の巻が刊行された（一八一七）とき、かれは七十二歳だった。

かれはバーデンで市の医学官吏になったが、まだ未熟だったし役不足でもあった。その内にかれはバーデン・バーデン辺境伯の侍医となり、助産婦と外科医の教育に取りかかった。ついでシュパイヤーの僧正領の侍医に変わったが、改革の仕事を継続した。助産婦の教育が進むと乳児死亡率はたちまち降下した。かれは正確なデータを取り、保存することに努力した。また外科学校を作って自分も教師の一人になった。

一七七九年、『完全な医事行政の体系』の第一巻が刊行された。それは結婚、妊娠、出産の衛生管理を主題にしていた。かれは人口の維持と増加こそは、国の義務のうちでもとりわけ重要なものと考えていた。一七八〇年には売春、性病、妊娠中絶、捨て子の問題などを扱った第二巻が現れた。一七八三年の第三巻は食餌、衣服、住居の衛生が扱われた。そして、一七八八年、第四巻が出た。第四巻は、事故や犯罪、その発見と予防（法医学に当たる）を扱っていた。その頃、フランクはゲッチンゲンの教授になった。このプロテスタントの大学がカトリックのかれを招いたのは異例のことだった。一七八四年からかれは一般・特殊病理学、治療学、生理学、そしてむろん衛生学の講義をした。

しかし、かれはゲッチンゲンを一年間で辞し、イタリアのパヴィアへ移った。パヴィアでは、医学教授だけではなく、オーストリア領ロンバルディとイタリアのマントヴァ公国の医事総監であり、医学教育の改革、衛生行政に腕を振るうことができた。『体系』の第五巻では、屍体の処理も論じた。結婚、妊娠、出産から死に至る一生の問題を、かれは考究しつくしたのである。一七九五年以降、かれはウィーン総合病院の総裁であった。その後もヴィルナやペテルスブルクでの日を過ごし、またウィーンで開業し、『体系』第六巻を完成した。かれが死んだのはウィーン講和会議（一八一四）の七年後であった。

フランクは自らの構想を引っ提げて、辺境伯や僧正、公国、オーストリアとロシアの皇帝につかえ、ナポレオンの誘いにも心を動かした。特定の主君に忠誠をつくす、という考えはなかった。かれには「公衆衛生」の実験舞台としての国家はあっても、国境はなかった。かれの発想はつねに上からの改革であり、ルソーの思想とは反対だったが、しかし、かれもまた「国境なき衛生学者」としての、十八世紀の先駆者だった。

9　医学の中の公衆衛生――フランクとルソー

第二次世界大戦前、わが国で広く使われたアショフの病理学教科書（一九三六年版）はレスレが執筆した「病気の内的条件」に始まる。その中でレスレは「個人の病気の治療は医師の任務であり、患者とその家族はかれに任せるが、より大きな医術的任務をもつのは国家であり、公衆の健康の世話を引き受けている。国家は、超個人的な〔個人レベルを超えた〕病気とたたかい、遺伝病をなくすように努め、職業病を防ぎ、風土的な国民病を無害にし、国外からの疫病を寄せつけないようにする」と書いた。遺伝病、職業病、風土病、外来の疫病などは個人の力では守りようがない。そこに衛生学の出番がある。

古代のギリシア人は養生法を知っていた。それは個人の規模の衛生である。それに対して、ローマ人は、道路や上下水道によって公共の衛生を発展させた。しかし、「民族移動の嵐の中で、古典衛生は崩壊した。ローマ人の水道と運河は砕け、砂に埋もれた」（シゲリスト）。大きな権力によって作られた設備は、権力の瓦解とともに崩壊する。かの印緬《いんめん》鉄道を例に引くまでもない。

中世には、魂こそ唯一の関心事だったから、肉体を対象にする方策は軽視された。しかし、衛生の思想は、後期中世の都市で復活した。体は魂の入れ物であり、良い状態に保たれるべきだ。養生法が見直されつつあった。そこへ疫病が襲いかかり、対策を促した。

「民衆の上に（*epi-demos*）まとめて作用する原因」（フランク）の対策は「民衆の上に」（*epi-demos*）行われなければならない。それが公衆衛生の思想であった。しかし、その方法には二つの道があった。それは民衆とは、という視点の差であった。

一つはフランクに代表される保守的な方法である。家庭において、禁止と命令によって子供を教育するのが父親の義務であるように、国では君主が民衆に、有害なことを禁じ、すべきことを命令する。それによってこそ民衆の健康は保たれる、というのだ。これは典型的なパターナリズム〔父権主義〕で、民衆は幼児なみであり、自発性は予想されない。疫病対策において、伝染説者が取る態度はおおむねこれで、「四十日隔離」もときに高圧的な衛生官僚を生んだ。国家が行う衛生行政は、だいたいこの系譜の上にある。ある程度の健康は保障するが、その健康な肉体は国家のために役立てられる。いわば「強制された健康」(藤野豊)である。

一つは革命的な方法で、民衆の自発性を百パーセント尊重する。この立場はルソー(一七一二〜七八)に代表される。ルソーはいう。上から良いものが来るはずはない。「体の力と元気は宮廷人の衣装の下ではなく、農夫の野良着《のらぎ》の下にある」(『学問芸術論』前川貞次郎訳、岩波文庫、一九六八)からだ。野生の動物はひどい怪我でも「時間という外科医と日常生活という養生法」で治している。それは狩人が絶えず見聞する、動物たちの「自然治癒」である(『人間不平等起源論』本田喜代治・平岡昇訳、岩波文庫、一九七二)。原始人は自然で強く、健康で幸福だったが、文明が人間を弱くした。民衆は幼児なみどころか、むしろ政府を「意のままに任命したり、解任したりできる」(『社会契約論』、桑原武夫・前川貞次郎訳、岩波文庫、一九五四)。ルソーの「啓蒙」は、民衆を自由・解放へ導く運動の一部となった。

ナポレオン戦争後のウィーンの講和会議によって、反動の体制がヨーロッパを支配した。公衆衛生にとっても冬の到来であった。しかし、産業革命が発展する中で、新たな危険が民衆の健康を脅かしつつあった。十九世紀半ばに向かって、衛生学の新たな前進が始まった。そのとき人びとは、フランクを、そしてルソーを思い出した。

第十章　進歩の世紀の医師と民衆

十九世紀の初め、フランス、とくにその首都パリの医学が輝いていた。パリはヨーロッパ諸国から学生や研究者を集めていた。十九世紀前半のフランス医学が、医学史の上で占める位置はアッカークネヒトが適確に促えた。すなわち、中世の文献医学library medicine、十六〜十八世紀のライデンを中心とするベッドサイド医学bed-side medicineに対して、十九世紀のパリに開花した医学は「病院医学」hospital medicineと特徴づけられる。これは十九世紀後半以降の研究室医学laboratory med-icineにバトンを渡すが、その主な担い手はドイツ人であった。

1　パリの病院医学

一七九二年八月八日、革命政府の布告で医学部は解体され、医療態勢の再建が図られた。軍隊に医師を供給することが急務だった。エコール・ド・サンテが、パリとモンペリエとストラスブルグに創設された。学校の名に「医学」が避けられ、「健康」santé が選ばれたのは、医学と外科が一つの治療術であることが認識されていたからである。

一七九四年五月八日、「酸素」を発見して、燃焼の本質を明らかにし、フロギストン説を反故《ほご》にした天才化学者ラヴォアジエが、革命広場の断頭台に消えた。

ジャン・ニコラ・コルヴィザール

フランス近代外科の基礎を作ったのはドソー（一七四四～九五）だったが、内科はコルヴィザール（一七七五～一八二一）であった。かれはウィーン学派の文献から打診法を知り、アウエンブルッガーの本をフランス語に訳した。フランスの医師は、この打診法によって、患者の症状と器官の変化とを関連させる、解剖学的思考を学んだのである。

かれの指導の下に、患者は綿密に検査され、死ねば剖検して臨床歴と剖検結果を突き合わせた。一八〇六年『心臓・大血管の病気と器質的病変』というかれの大著が完成した。コルヴィザールは心臓病の領域で、二人目のモルガーニになった。

一八〇七年、コルヴィザールはナポレオンの侍医になった。「予は医学を信じないがコルヴィザールを信じる」、ナポレオンがこう語った、と伝えられている。

フィリップ・ピネル

ピネル（一七四五〜一八二六）は一七九八年、『哲学的疾病論』を刊行した。かれにとって医学は植物学、動物学、鉱物学と同じように研究されるべきだった。病気は植物や動物の種と同じ「実体」entité である。かれは保守的な医師を「病人を見ながら病気を見ない」（voir des malades sans voir des maladies）という表現で非難した。そこでピネル後、医者たちは病気を見るようになった。三十数年後、『ゴリオ爺さん』（バルザック、一八三四）では医者がこういう。「経験を積んだ医者ってのは、病気しか見ないものなんだ。おれはまだ、病人が見えるんだよ」（平岡篤頼訳、新潮文庫、一九七二）。

ピネルも、ソヴァージの『方法論的疾病学』（一七三一）に触発された点ではリンネと同じだったが、かれらは分類の根拠が曖昧だ、とピネルは感じた。独立の病気と見なすためには、生理学と解剖学を分類の基礎にしなければならない。かれは炎症を解剖学の構造によって五つの目《もく》に分けたが、こういう方法はビシャにも強い影響を与えた。

ピネルは一七九二年ビセートル（精神病院）の院長に任命された。革命は狂人にも「人権」を与えたはずだが、患者の扱いは改善されていなかった。かれはビセートル、それからサルペトリエールの「狂人収容所」を病院にすべく努力し、患者を鎖から解放した。

ザヴィエ・ビシャ

ドソーが見込んで『外科ジャーナル』の編集を任せた学生がビシャ（一七七一〜一八〇二）であった。ドソーの死のあと、ビシャは解剖学、生理学、一般病理学を討論する私塾を始めた。一七九九年には、オテル・ディユの医員に採用された。三年後、わずか三十歳の生涯を閉じるまでのかれの研究生活は惨苦に近いものであった。一八〇一年から翌年の冬、つまりかれにとっての最後の冬の間に、六百体に達する解剖を行った。

代表作は『諸膜論』（一八〇〇）、『生と死の研究』（一八〇〇）、『一般解剖学』（一八〇一）である。『諸膜論』の中でいちばん多く引用されている学者はハラーである。

ビシャは『諸膜論』で、生体を構成する要素として二十一の組織を区別した。そのことによってかれはしばしば「組織学の父」と呼ばれる。ビシャにとって、組織は基本的には膜 membrane であった。皮膚、頭蓋骨、脳膜、脳はそれぞれが膜だ。病変が組織の違いを越えて、錐《きり》もみ式に進展することはない。皮膚の炎症は皮膚、脳膜の炎症は脳膜、この組織が病変の進展の場であり、病変にとっての「近傍」なのだ。「病理学の分野で偉大といえる思想は」とミッシェル・フーコーが『臨床医学の誕生』（神谷美恵子訳、みすず書房、一九六九）に書いている。「病気にある種の空間構造を設定したが、その空間の条件は必ずしも古典幾何学のそれではなかった」。ビシャが病気に設定した空間構造は「膜」であった。かれはモンペリエ派やハラーから「病気の交感」sympathie という観念を受け継ぎ、交感の道として膜を発見した。

ビシャがかけた「組織」の橋、のちにそれは細胞に通ずるのだが、パリの医師たちはその橋を渡らなかった。かれらは「器官」とりわけ心臓と肺に集中した。

コルヴィザールによって医師たちは、胸郭の中で進行する解剖学的変化を「聞く」ことができるようになった。胸部からは、心音や呼吸音のように、自然の音も発生する。そのことはヒポクラテス派の医師も注意している。しかし、十九世紀になり、医師たちが、体内で進行している解剖学的変化を知ろうとしたとき、この「音」が新たな意味を持った。

ルネ・テオフィーユ・イアサント・ラエンネック

コルヴィザールの弟子ラエンネック（一七八一～一八二六）は、一八一六年、ネッカー病院の部長に任命されたが、やはり胸部の病気に興味を持っていた。しかし、直接の聴診が困難なときもあった。そういうとき、かれは円筒状に巻いた紙を胸にあて、それで内部の音を聞いたが、それが聴診器の始まりだった。中世の医師の尿グラスが「体液思想」の象徴であるように、やがて医師がこぞって手にする聴診器こそ「解剖学的思想」の象徴なのであった。打診法について、アウエンブルガーとコルヴィザールが果たした役割を、聴診法についてはラエンネックが『肺・心臓の間接聴診法』（一八一九）によって果たした。聴診法などは医術の機械化であり、真の医学を窒息させる、こう説く人もあった。一八一〇年代に、海峡の彼方イギリスでは、手工業者が機械破壊運動に走った（ラッダイト運動）。フランスの反聴診器家を「ラッダイト運動」に比べるのは少し大げさだが、かれらもまた、「医学の非人格化」の徴候を、かすかに感じ取ったのだろう。

一八二二年といえば、日本ではシーボルトが出島へ着任する前年である。ラエンネックはコレージュ・ド・フランスの教授になった。しかし、一八二六年、『聴診法』の第二版が出た直後、かれが研究し続けた肺結核が、かれの命を奪った。

フランソア・ジョセフ・ヴィクトール・ブルッセー

ブルッセー（一七七二〜一八三八）はラエンネックとともにブルターニュ人だが、ラエンネックは敬虔なカトリック教徒で、熱烈な王党派、ブルッセーは、頑固な無神論者であり、皇帝の味方でかつ国王の敵だった。かれが『慢性炎のヒストリー』（一八〇八）その他で説いたのは「生理学的医学」であった。その意味は「解剖より生理、局所より全体」の主張である。かれは解剖にも励んだが、どんな病気も一次的な座を胃腸管の炎症にした。かれは病気を実体と見なすことに反対した。ピネルもコルヴィザールも「実体論者」ontologist〔*ens, ontos* は一方はラテン語系、他方はギリシア語系だが、「存在」という意味〕としてかれは攻撃した。「固定した病気はない。あるのは想像の産物だ」。個々の病気の違いと見えるのは、刺激・興奮の程度によって決まる差だけだ。この「刺激・興奮」の考えを、かれはハラー、ブラウンから受け継いだ。かれの治療は、主に胃腸に向けられ、食事療法と瀉血《しゃけつ》を勧めた。瀉血には主にヒルを使った。

パリ医学派には、実験医学の先覚者マジャンディ（一七八三〜一八五五）、定量的・統計的な手法を導入し、肺結核や腸チフスの研究に業績を残したルイ（一七八七

～一八七二）、病理学の最初の専門家クリュヴェイエ（一七九一～一八七四）、肉眼的病理解剖学の完成者アンドラール（一七九七～一八七六）の名も欠かせない。かれらの活動は十九世紀後半にわたり、クロード・ベルナールやパストゥールに橋渡しする。

しかし、パリ病院医学の医師たちが、診断学と病理解剖に見せた積極性は治療には発揮されなかった。アンドラールは「疑わしい何かよりは何もしないこと」を勧めた。「イギリス人は患者を殺すがフランス人は死ぬにまかせる」と評された。

2　旧ウィーン学派と新ウィーン学派

オーストリアの女帝マリア・テレジアは、ウィーンの医学部を改革するために、ブールハーフェの弟子ファン・スウィーテン（一七〇〇～七二）をライデンからウィーンに招いた。ファン・スウィーテンはカトリック教徒で、ライデンでは将来に見込みがなかった。かれは一七四五年夏、ウィーンに着き、四年の準備後、医学教育の再編成計画を提出した。かれの提案は法律となり、かれは学部長に任じられた。

ライデンの古い幹から、ファン・スウィーテンが注意深く移入した枝が、中欧の土壊に根づいた。かれは多忙の中、ブールハーフェの『箴言』の注釈を完結させた。

一七五四年、ブールハーフェの弟子、やはりカトリック教徒のデ・ハエン（一七〇四〜七六）が招かれた。かれは打診法、痘瘡の予防接種を始めとして、新しいものは一切反対という人だったが、「病院を医学の場にする」という大改革をやってのけた。病院は中世初期から貧者や旅人の休憩所として発足し、中世末期には、医療も行われたが、町の開業医が、ついでに病院患者の面倒も見る程度だった。十六世紀のパドヴァ、十七世紀のライデンでは、病院で臨床教育と説示を行ったが研究とまではいかなかった。

しかし、患者を家庭に置くより病院に入院させ、いつも医者が観察し、排泄物もすべて検査のため保存する方がよい、そういうことが次第に判ってきた。シデナム以来、医師は「個別の病気」の研究に向かっていたが、それには病院が最適なのだ。ブールハーフェのこの方針を、デ・ハエンはウィーンで大規模に進めた。かれは患者の詳しい診察と剖検を結びつけた。治療の方では、病気の自然の経過を見守る「期待療法」を最善とした。

十八世紀の後半、盛期を迎えたウィーンの臨床医学を旧ウィーン学派と呼ぶ。十九世紀後の新ウィーン学派（ロキタンスキー、スコダら）と区別してそういうのである。

カール・ロキタンスキー（一八〇四～七八）が生まれたのは、ボヘミアの小さな町（現チェコのフラデック・クラロヴェ、作曲家スメタナの生家の近く）である。プラハとウィーンで学び、ウィーンの病理学教室でワグナーの助手になり、一八四四年、病理解剖学の主任教授になった。

ウィーンはパリと違っていた。ビシャはもちろん、コルヴィザールもラエンネックも、フランスの臨床家は、剖検を自分か、助手の手でやった。ウィーンでは病理解剖が専門化され、臨床家と病理解剖学者は仕事を分担した。ウィーンの総合病院で死んだ屍《し》体《たい》すべてがロキタンスキーの手を通った。一八二七年から七五年までの間に、約六万体をかれは解剖した。こういう病理解剖の専門化は、やがてドイツ語圏の医学の特徴となる。

ロキタンスキーはかれの観察を、『病理解剖学ハンドブック』（一八四二～四六）にまとめた。ウィルヒョウはそれを「器官主義の最良の実り」と評した。

しかし、とロキタンスキーは考えた。多くの場合、剖検で示される解剖学的変化は、病気の重大さを説明するに足りない。明らかに、器官病のほかに全身病がある。

ロキタンスキーは、この「病気」の「座」は全身に遍在する血液だ、と考えた。血液はフィブリンとアルブミンを含んでいる。これらの病的変化から混和異常という病的状態が由来する。ここからロキタンスキーは観察から離れ、思索へ向かっていさぎよく飛翔した。しかし、混和異常は根拠を欠いていた。化学は未発達だったし、血清学は姿も現していなかった。その説はウィルヒョウによって激しく攻撃された。

一八七五年、ロキタンスキーは公的な仕事から引退した。七十一歳のときであった。


新ウィーン学派のもう一つの中心はヨセフ・スコダ（一八〇五～八一）であった。かれの生家は貧しかったがなんとかウィーンへ行き、医学生になった。一八三一年に卒業し、総合病院の無給助手になった。かれはフランスの医学文献に親しみ、打診し、聴診し、そしてロキタンスキーの剖検を見学した。かれは打診の音調や聴診の音を、道具を使って実験的に再現し、音の物理学的な根拠を調べて聴診・打診法を客観的なものにした。

ラエンネックの関心は肺の病気にあったが、スコダは心臓だった。一八三九年、かれの『打診・聴診の研究』が発刊された。四〇年、かれは総合病院で胸部疾患病棟の一つを任され、一八四六年、臨床医学の教授に任命された。

治療については、スコダはきわめて懐疑的だった。「期待療法」の伝統はウィーンで生き続けた。外科、皮膚科、内科、解剖学、生理学、さらに小児病、神経病の専門家、精神科医に錚々《そうそう》たる人物がそろい、十九世紀中葉、ウィーンの医学は最盛期を迎えた。

3　新ドイツ医学の胎動

十八世紀の末から十九世紀初めにかけて、ライン川の西と東には、医学の上でまったく違った思想と臨床が行われていた。西方、パリは解剖学的思想に基づいた病理学と病院医学が盛んだった。東方、ドイツでは、ブールハーフェが尊重され、さらにカレンの神経病理説が多くの支持者を得ていた。ブールハーフェの門下ガウビウスの『病理学指針』はモルガーニの著作に三年先立って刊行されたが、これがヨーロッパ、とりわけドイツでは長く標準の病理学書として普及した。ウィルヒョウの学窓時代には、これが、ハルトマン（一七七三〜一八三〇）の『病気の理論』とともに病理学の教科書だった。

カレンの神経病理説がドイツで支持されたのは、自然哲学とうまく合うものだったし、ハラーの生理学とホフマンの医学が、好適な土壌を用意したからである。さらにカレンに先行して、ウンツァー（一七七一）やテーヤ（一七七四）も、病気はしばしば神経起源であるという考えを発表していた。テーヤは、医師としてよりも農業改革者として有名である。詩人シラーもブールハーフェとカレンをつきまぜた炎症論を書いた。

しかし、ドイツ医学にも、自然哲学から自然科学へ転じる日が訪れた。臨床面ではシェーンライン、理論面ではミュラーが推進者だった。

ヨハン・ルカス・シェーンライン

シェーンライン（一七九三〜一八六四）もミュラーもカトリック教徒の出である。シェーンラインが主に学んだのはウュルツブルクであった。ここでは自然哲学のシェリング教授が一方の旗頭だった。しかし、解剖・生理学者デーリンガーのように、神秘傾向とは無縁の学者もいた。青年時代をデーリンガーの許で徒弟修業をしたシーボルト（一七九六〜一八六六）が、オランダの軍医として東洋に赴き、日本で医学を教えた。それはダーウィンの航海（一八三一〜三六）より少し前であった。

シェーンラインはホイジンガー（一七九二〜一八八三）からフランス医学の知識を仕込み、さらにウィーンへ旅行して、剖検が日常的に行われているさまを確かめた。一八二四年、かれは病理学・治療学の教授になり、新しい臨床の創設に挑んだ。いわゆる「シェーンラインの紫斑病」はそのころ発表したものである。

かれはミュラーと違って自由派であり、当時の政治状況は危険だったが、折よくチューリヒの医学部から招聘された。その地でかれは落ち着いた生活ができ、皮膚糸状菌症などの発表をした。一八四〇年春、かれはベルリンへ移り、五九年の引退までここで過ごした。かれの学派は、自然記述学（ナチュラル・ヒストリー）派と呼ばれた。それは自然哲学と自然科学の中間段階で、観察と記述を重んじたが、実験的ではなかったのである。

それにしても、十九世紀のドイツ語圏が、ドイツ、スイス、オーストリアという多様性を、あるいはプロイセンとバイエルンという政治・文化・宗教的な異質性を持ったことは、文化の柔軟性を保証する要因だったことが分かる。明治の日本は医学ではプロイセンにならったが、チューリヒやウィーンまで用意する余裕はなかった。

ヨハネス・ミュラー

ヨハネス・ミュラー（一八〇一～五八）はライン西岸、コブレンツの靴屋の息子である。一八一九年、かれはボンの医学生になった。学生時代はシェリングやアリストテレスに親しむ、普通の学生だった。卒業後ベルリンに学んだ。

ミュラーは一八二四年ボンに帰り、一八三〇年教授になり、三年後、ベルリンへ移り、解剖学、生理学、病理学を講じた。性器の胎生学についての論文は古典になった。

一八三三年、かれの『人体生理学ハンドブック』の第一巻が出た。ハラーの『生理学初歩』（一七四七）から一世紀が過ぎていた。その間に、解剖学、物理学、化学は長足の進歩を遂げた。ミュラーの本はそれらの進歩を取り込んだだけではなく、自然哲学から観察と実験への転換を印づける記念碑であった。かれは病理学に顕微鏡を導入した最初の医学者である。顕微鏡に関するかぎり、ドイツはフランスよりずっと先んじた。ミュラーは一八二〇年代のボンで、医学生として顕微鏡を使ったが、パリでは四〇年代半ばまで、医学教育は顕微鏡と無縁だった。ミュラーは腫瘍《しゅよう》の顕微鏡的分類を行った。それは実質として「細胞病理学」だった。ミュラーの関心の範囲は、動物学、比較解剖学、古生物学、胎生学にも及んだ。ベルリンのかれの研究室は、ドイツ医学の輝かしい時代を生み出した。

一八四八年の革命がおこったとき、かれはベルリン大学の総長だった。心労がかれの健康を損なった。一八五八年、かれは突然死んだ。ウィルヒョウの『細胞病理学』の連続講義が終了した翌朝だった。悲報がベルリンの町を駆け抜けた。五十七歳だった。

ユストゥス・フォン・リービッヒ

リービッヒ（一八〇三〜七三）は、ボンとエアランゲンで化学を学んだあと、パリへ留学し、ゲイ・リュサックから厳密な、定量的実験化学を習得した。ドイツへ戻ったかれは、フンボルトの斡旋でギーセン大学の教授となる。かれが主宰した研究室は、全ヨーロッパの手本になった。かれは尿素を合成（一八二八）したヴェーラーと生涯協力し合い、有機化学に多くの進歩をもたらした。

一八四〇年、かれは三十七歳だったが、新しい問題へ関心を転じた。その成果が『農業および生理学への応用における有機化学』（一八四〇）であった。ここでかれは肥料の理論と応用を論じ、農業化学の基礎を築いた。さらに一八四二年、『動物化学、あるいは生理学・病理学へ応用した有機化学』を刊行、ここでは代謝の生理化学で大きな貢献をした。四十九歳のとき、かれはミュンヘンに移り、以後ここを研究の本拠とした。

十九世紀中葉の状勢を回顧してメチニコフは「当時の医学がウィルヒョウの思想によって支配されていたのに対し、有機化学ではリービッヒの説が君臨していた」と述べている。シュワンの腐敗・醗酵の微生物原因説（一八三七・三九）を嘲《あざけ》って、シュワンのルーヴァン行きのきっかけを作るなど、リービッヒの君臨ぶりを示す一例である。またレスレ（一九三四）は、ロキタンスキーもウィルヒョウもリービッヒから強い影響を受けていた、と指摘している。ロキタンスキーの血液混和説を生んだフィブリンはリービッヒの研究対象だったし、ウィルヒョウの処女作も『フィブリンについて』（一八四五）だった。これを踏み台にして、ウィルヒョウは敢然とロキタンスキー批判に向かったのである。

カール・アウグスト・ウンダーリッヒ

十七〜十八世紀のブールハーフェはときたま、十八世紀のデ・ハエンはしばしば体温計を使った。しかし、体温の曲線を読み、理解することを教えたのは十九世紀のウンダーリッヒ（一八一五～七七）である。かれは体温の曲線が、病気の本性を反映しており、感染症は、体温表の上に特徴を現すことを示した。それまで病院に限られていた体温計の使用は、開業医に拡がり、やがて家庭にも入り込んだ。

ウンダーリッヒは一八三三年、チュービンゲンの大学に入った。この大学の教育はもっぱら旧式だったが、ウンダーリッヒはローゼル、グリージンガーという「医学改革」の仲間を得た。ウンダーリッヒは卒業後パリへ行き、聴診・打診法を学んだ。その後もう一度パリへ、ついでウィーンへ旅行し、この三度の旅行の成果を著作『ウィーンとパリ』として刊行した。一八四二年、かれはローゼルとともに、定期刊行誌『生理学的治療術アルキーフ』を発刊した。「私たちはここに〈生理学的医学〉の知識を促進するための機関を創始する。病理学を生理学の基礎の上に築くことに、治療術の将来はかかっている」。かれの中心の関心は「治療術」であった。治療術は局所医学ではなく、全身医学を要求する。そのことが、かれをウィルヒョウと対立させた一つの理由であった。

一八四六年、かれはチュービンゲンの教授になり、『各論病理学ハンドブック』（一八四六～五〇）を執筆した。一八五〇年、ライプチヒへ移った。初講義は『治療経験の確実な基礎づけ』であった。かれは治療学が、病理学に劣らず、精密科学でなくてはならない、と主張した。ライプチヒの病室でかれは規則的な体温観察を始め、その成果を『病気における体温の態度』（一八六八）にまとめた。明治初年に来日し、東京帝大で教えたベルツ（一八四九〜一九一三）は、ライプチヒにおけるウンダーリッヒの門下生である。

一八五九年、ウンダーリッヒの『医学史』が刊行された。その末尾に近く、かれはこう書いた。「医学とは病人の本性の学であり、それ以上でも以下でもない。その限りにおいてそれは〈生理学的医学〉である」。ここに、かれが繰り返し回帰した医学の原点があった。

4　クロード・ベルナールの生理学

クロード・ベルナール（一八一三〜七八）が『実験医学序説』（一八六五）を書いた時期、かつて盛況を示したパリ病院医学はもう落ち目であった。アメリカやイギリスの学生はドイツへ目と足を向けていた。それでも十九世紀後半のフランスには、実験科学者としてのベルナールとパストゥールがいた。

ベルナールが育ったのは、マジャンディの実験的な学派においてだった。かれは

『胃液と栄養におけるその意義』（一八四三）という論文で学位を得た。ついでかれは唾液や膵液の消化作用を研究した。そうして肝臓がグリコーゲン（この名称はベルナールに由来する）を蓄積すること、それが分解すると糖になるが、それは胆管にではなく、血液に分泌されることを証明した。この過程をかれは「内分泌」という言葉で表した。それは「調節物質」としてのホルモンの分泌ではない。むしろもっと広い意味で、導管を経ない、血液への直接の分泌を内分泌と呼んだのである。細胞はこの分泌物質を含む組織液に湯あみして生きている。こうしてかれの「内的環境」の概念（一八七八）が誕生した。

ベルナールの研究のうち、とくに有名なものは、延髄の特定の箇所を穿刺《せんし》すると、人工的な糖尿病が発生すること、アメリカ・インディアンが毒矢に使うクラーレが、運動神経を選択的に麻痺させることの発見である。

『実験医学序説』が刊行されたとき、ベルナールは五十二歳、かれのために、パリ大学は生理学教授の椅子を設けた。かれはマジャンディの後継者としてコレージュ・ド・フランスの教授でもあった。岩田誠は『ペールラシェーズの医学者たち』（中山書店、一九九五）の中でベルナールの、コレージュ・ド・フランスの最終講義（一八七七）における美しい言葉を記録している。「私たちにとって、医（médecine）とは科学（science）でもなく、術（art）でもありません。それは農業と同列に並ぶ職業なのです」。かれの研究室には定期的に、化学者ベルテロー、哲学者パウル・ジャネやエルネスト・ルナンが集まった。生理学は生命の根源を追う学問であり、したがってそれは哲学だったのである。

5　ウィルヒョウとベルリン医学

ウィルヒョウと「細胞病理学」

ルドルフ・ウィルヒョウ（一八二一〜一九〇二）はプロイセンに属したポメラニアの町、シフェルバイン（現ポーランドのスウィドウィン）で生まれた。ポメラニア出身者には、ウィルヒョウのほか、外科医ビルロート、物理学者クラウジウスなどがいる。クラウジウス（一八二二〜八八）はこの地方の中心都市ケスリン（現ポーランドのコシャーリン、ウィルヒョウはここの高校で学んだ）に生まれ、シュテッティン（現ポーランドのシチェチン）の高校を卒業、ベルリンに出て物理学を学んだ。熱力学第二法則の発見（一八五〇）はかれに帰せられている。細胞とエントロピーという現代生物学の二つの柱が、この時代の二人のポメラニア人によって打ち立てられたのである。

ウィルヒョウはベルリン軍医学校に入学した。一八三九年のことである。一年上級には、ヘルムホルツがいた。この年は、生物学史の上で記念すべき年であった。シュワン（一八一〇～八二）が『動物と植物の構造と成長の一致、顕微鏡的研究』を発刊し、動物・植物の栄養と成長の根元は、すべて細胞にあることを証明したのである。

ウィルヒョウが学窓を出て、慈善病院の剖検医になったのは一八四三年、プロイセンの政府はウィルヒョウに、二つの重要な調査を命じた。その一つは、病理学の将来像を模索するために、ドイツ各地の医学施設を視察することであった。ウィルヒョウは「自らの目で観察する臨床、実験室の科学、屍体の言葉を読み取る剖検」の三つが結びついたとき、活力ある病理学が可能だ、と答申した。もう一つは、オーデル川上流、シレジア地方の発疹チフスの調査である。ウィルヒョウは、薬でも食料でもなく、民主主義を処方した。

首都ベルリンは動乱のるつぼであった。「二月革命」で一八四八年三月のバリケードに参加した青年ウィルヒョウはプロイセン政府に嫌われ、失職した。同年七月、かれはロイブッシャー、ノイマンらと協力して、機関紙『医事改革』を発刊した。「医学は社会科学であり、政治とは大きな規模における医学なのだ」、これがかれらの信条であった。

幸運にも翌年、ウィルヒョウはバイエルン・ウュルツブルク大学教授の職が与えられ、病理学の研究に専念できることになった。同じ研究棟に組織学者ケリカー（一八一七〜一九〇五）がいたし、将来の大生物学者ヘッケルは当時ウュルツブルクの学生だった。一八五六年、かれはベルリン大学に戻り、「細胞病理学」の連続講演を行った。

ウィルヒョウの「すべての細胞は細胞から」という言葉は、論文『細胞病理学』（一八五五）の中で最初に現れる。この言葉がウィルヒョウの思想の表現として人びとの心に残ったのにはそれなりの理由がある。一つには、細胞が細胞外のメディウム（液性の間質）から発生する可能性を封じたかれの仕事によって、シュライデン（一八三八）とシュワン（一八三九）の細胞説を完成させたことにある。この点では、かれのライヴァルであったレマーク（一八一五〜六五）の功績も、ウィルヒョウに劣らず大きい。もう一つ、かれは病気を、人間と異質なものとしてではなく、「違った条件の下でおこる生理現象」と見たが、その生理・病理の共通項、両方の担い手として細胞を意義づけたことである。

「細胞病理学」の講義録は、一八五八年秋に発刊された。これはダーウィンの『種の起源』（一八五九）、クロード・ベルナールの『実験医学序説』（一八六五）とともに、近代医学の曙を告げる記念碑である。

ウィルヒョウは六〇年代から、人類学に関心をよせ、シュリーマンの協力者として、トロイヤやエジプトへの研究旅行を行った。一八五九年以降はベルリンの市会議員やプロイセンの国会議員もつとめた。「政治とは大きな規模における医学」という信念の現れであった。

細菌学花盛りの時代だったが、かれは感染症においても細胞の役割を重視した。結核症の本質は結核菌にはない。菌に対する生体、細胞の反応にある、とかれは言った。

ウィルヒョウは体を細胞の社会的集合と見なした。神経系や血液が独裁的に支配する社会ではなく、市民に相当する個々の細胞が、自律的・民主的に営む社会として、かれは生体を考える。ビシャが設定した空間構造が「膜」であったように、ウィルヒョウが設定したそれは「細胞テリトリー」（細胞とそれに割りつけた間質）であった。

生理学者たち

ミュラーの病理学・解剖学・生理学は、講座としては、それぞれウィルヒョウ、ライヘルト、デュボア・レイモンが引き継いだ。

ヘルムホルツ（一八二一～九四）、やはりミュラーの弟子のブリュッケ（一八一九～九二）、デュ・ボア・レイモン（一八一八～九六）、そしてルートウィヒ・フィックに学んだルートウィヒ（一八一六～九五）、この四人の生理学者は一八四七年、ベルリンの集会でこう宣言した。「生理学を化学・物理学の基礎の上に建設し、生理学に物理学と同等な科学上の位置を与えなければならない」。完全に化学・物理学の方法に立脚した生理学を、というこの主張は、科学史家によって「還元主義」と呼ばれる。

ルートウィヒは、一八四〇年、マールブルクの大学を卒業した。一八六五年以降ライプチヒで生理学教室の主任となる。この教室は当時のヨーロッパの模範とされ、多くの生理学者を育て、その中にはロシアのパヴロフも含まれている。ルートウィヒの業績は多岐にわたっているが、キモグラフィオンの発明に現れているように視覚派であり、ヘルムホルツやデュ・ボア・レイモンのような解析派とは肌合いが違っていた。

ブリュッケはヨハネス・ミュラーの直系の弟子、ケーニヒスベルクの生理学・病理学教授、のちウィーンに招かれ、その地の生理学の評価を国際的に高めた。眼球解剖学についてのかれの著作（一八四七）は、その領域での標準となった。

デュ・ボア・レイモンはベルリン、ボンで学び、始めはむしろ物理学者で、一八四五年ベルリンに物理学会を創設したのもかれであった。その間、ミュラーの教室に加わり、もっぱら動物電気の研究に専念、ミュラーの死後、生理学教授となった。電気生理学への関心は生涯を通じて変わらなかったが、さらに拡散、吸収、分泌の一般生理学、自然科学の本質をめぐる哲学的問題について幅広い研究・思索活動を行った。医学・科学の基礎を扱った論文集（岩波文庫に坂田徳男訳『自然認識の限界について／宇宙の七つの謎』がある）、ルートウィヒ、ウィルヒョウと交換した書簡集が刊行されている。

ヘルムホルツはウィルヒョウと同じ軍医学校に入り、ヨハネス・ミュラーの影響を受けた。一八四二年に外科医になったが、数学と物理学への関心がかれをつねに捉えていた。

一八四七年、『エネルギーの保存について』を発表した。これは熱力学の第一法則に当たる。四二年、ロバート・マイヤーがエネルギー保存の法則を報告したが、厳密性を欠いていた。かれの発見はマイヤーとは独立で、しかも数学的な証明に成功したのである。

ヘルムホルツはケーニヒスベルクの生理学・一般病理学教授（一八四九）を振り出しに、各地の大学の教授をつとめ、最後はベルリンで物理学教授に専念した。ベルナールは生理学の化学的側面、ヘルムホルツは物理学的側面を発展させた、といえる。かれは視覚、聴覚など、感覚生理学の研究に集中し、その産物として検眼鏡をもたらした。それは器官の内部を直視する最初の成功であった。これに続いて、生理学者チェルマックが喉頭《こうとう》鏡を考案した。そうして内臓器官（膀胱、食道、胃、直腸）の検査のために、各種の機械が作られたが、最大の成果は一八九五年、レントゲンのX線の発見であった。

ベルリンの内科医と外科医たち

ベルリンの医学はフレーリクス（一八一九〜八五）とトラウベ（一八一八〜七六）に代表されていた。ブレスラウの病理解剖学者から転じたフレーリクスは胃腸管の病気、代謝異常、糖尿病を専門とする臨床家で、弟子ではナウニンが傑出していた。トラウベはシェーンラインの弟子、かれは物理診断のエキスパートで、すぐれた実験病理学者であった。フランスの医学文献に通じていた。二人は性格的に違い、しばしば対立した。

十八世紀には医学といえば「内科」に限られ、外科は理髪師なみだった歴史を引きずっていた。十九世紀にはこういう差別が次第になくなった。内科医と外科医が密接に共同し、解剖学・局在論が医師の常識になったし、麻酔（亜酸化窒素、エーテル、クロロホルム、コカイン）と、防腐・消毒によって外科手術の信頼性が増したからであり、また各国ですぐれた外科医が輩出したためもある。ドイツではベルリンにディーフェンバハ（一七九二〜一八四七）、ランゲンベック（一八一〇〜八七）があり、とりわけウィーンのテオドール・ビルロート（一八二九〜九四）の名が光る。

6　病原細菌学の時代

感染と伝染、ミアスマとコンタギオン

疫病の原因として古くからミアスマ（瘴気《しょうき》）説があった。「ミアスマ」というのは

ギリシア語の*miaino*が語源で、これは「染める、汚す」という意味の動詞である。腐った有機物やよどんだ沼から立ちのぼる蒸気が多くの人を一気に「染める、汚す」ということを指した。日常語でも「夕日に染まる」、「紅葉に染まる」というが、これは美しい染まり方だ。核爆弾の放射能のように、多数の人間を一気に襲うのも「ミアスマ」である。

コンタギオン（接触伝染）説というのもあった。「コンタギオン」contagionというのはtango（触れる）というラテン語がもとで、ひそひそ話で噂が拡がるように、人から人へ伝わることである。古代ユダヤ人が*zara'ath*と呼んだ悪性の皮膚病などは「汚れ」として、人から人へ接触によって移ることが古代から知られていた。中世になると、黒死病の経験から、疫病が接触によって拡がることも、人びとは広く知った。病気は直接の接触によって、あるいは患者の所有物や患者が触ったもの、例えば衣服や寝具を介しても伝わる。「伝染」（コンタギオン）には、ある種の「伝染物質」（コンタギウムcontagium）が潜んでいるらしい。そのことはフラカストロがすでに認めていた。「四十日隔離」もその考えを法にして実行した。

日本語の伝染と感染はほとんど同じ意味であるが、「感染」の方が広義で、「伝染」はとくに接触による拡がり方が著明な場合に使っていた。しかし、今日、微生物による病気は一般に「感染症」と呼ばれ、「伝染病」はすたれた。英語では、infection だけである。infection というのは inficio（染める、汚す）というラテン語に由来する。「ミアスマ説」と「コンタギオン説」は、歴史の歩みの中で併存し、競い合い、形勢は一進一退だった。十九世紀前半には、むしろ「ミアスマ説」、すなわち反コンタギオン説（その陣営に属する人が反コンタギオニストである）が優勢だった。実際、フラカストロ以後、「コンタギオン説」の立場を強める発見はほとんど何一つなかったのである。そういう情勢の中で、ミュラーのすぐれた弟子で、作曲家メンデルスゾーン（一八〇九〜四七）の友人であったヤコブ・ヘンレ（一八〇九〜八五）が、「ミアスマとコンタギウムについて」（一八四〇）の中で伝染（コンタギオン）の可能性を説いた。確かにそれは先駆的な発言ではあったが、積極的な裏づけは提出できなかった。パストゥール、コッホの発見は、バランスを一挙に「コンタギオン説」の方へ傾けたのであるが、それでも反コンタギオン説は十分強力であり、色合いは違っても、ウィルヒョウ、ペッテンコーフェルなど有力な代弁者をもっていた。

ゼンメルワイスと産褥熱

両方の陣営のバランスが微妙な時期に、ハンガリー人のゼンメルワイス（一八一八

〜六五）が現れたのである。かれはウィーンとブダペストで医学を学び、一八四六年、ウィーン第一病院の助手となった。スコダ、ロキタンスキーの時代である。産院では産褥熱《さんじょくねつ》による死亡率が恐ろしく高かった。医学生の教育に利用される第一病院では、助産婦を訓練する第二病院に比べて、なぜか死亡率が数倍、ときには十倍にも達した。医師たちは、産褥熱を特殊な型の疫病くらいに思い、権威者は、気象、天文、土壌の影響、一口で言えば「ミアスマ」に責を負わせていた。

一八四七年夏、親しくしていた法医学の教授コレチュカが死んだ。コレチュカの指は、解剖中に、不器用な学生によって誤って刺され、敗血症で死んだのだ。「その症状は、出産後死んだ女たちとそっくりだった」。ゼンメルワイスの頭に光が射し込んだ。コレチュカの死を招いた剖検のメスと同じように、医師や学生の指も、汚染されているのだ。出産後の子宮はそれ自体が創傷であり、腐敗した有機物質によって容易に汚染され、致死的な血液中毒がおこる。けっして「ミアスマ」のせいではないのだ。

ゼンメルワイスは即座に行動をおこし、すべての医師は産婦に接する前に、手を塩素水で消毒すべきことを主張した。すぐに死亡率は激減した。

スコダ、ロキタンスキー、皮膚科教授のヘブラは、すぐにゼンメルワイスの仕事を理解し、支持した。しかし、産科学の教授たちは強固に反対し、ゼンメルワイスの追放さえ策した。かのウィルヒョウ、一八四八年の動乱では同じ側でたたかったウィルヒョウもゼンメルワイスに反対し、気候・素質、つまり「ミアスマ」説に加担したのだ。かれは反コンタギオン説を貫くことによって「世界の婦人たちの敵となった」(南和嘉男『医師ゼンメルワイスの悲劇』講談社、一九八八)。ゼンメルワイスは五〇年十月、失意のうちにウィーンを去り、郷里のブダペストへ戻った。五年後、ブダペスト大学の産科学教授に迎えられたが、六五年七月倒れてウィーンに運ばれ、八月精神科病室で死んだ。

ゼンメルワイスは殺菌法 antisepsis の先駆者であった。しかし、かれの学説は、病原になる微生物が発見されるまでは、人を納得させなかった。かれは科学の歩みに先んじて真実に気づき、悲劇のうちに死んだのである(シゲリスト)。

ルイ・パストゥール

クローニンの『城砦』(一九三七)の中で、医師マンスンが無免許医に手助けした件で審問される場面がある。そこでマンスンがこう叫ぶのだ。「科学的医学における もっとも偉大な人物、ルイ・パストゥールが医者ではなかったことをお教えしましょう。偉大さにおいてパストゥールの次にも位する、メチニコフもまた、医者ではありませんでした。病魔と闘っているあらゆる人は、たとい、その名を医師名簿に連ねていなくとも、必ずしも悪者やばかには限っていないことが、おわかりと思います」（中村能三訳、三笠書房、一九五一）。

医者でもなく、しかし、パストゥール（一八二二〜九五）は「医学のもっとも偉大な人物」の一人だった。かれの父親は、皮なめしの職人だった。

ルイはパリのエコール・ノルマール・シュペリウールに入り、そこでデュマやバラールなど、すぐれた化学者の指導を受けた。生涯にわたる研究の第一のステップとして、かれは「結晶学」、つまり酒石酸塩の光学異性（旋光性の相違）の問題に取り組み、重要な発見をした。そうして、この若者は、ある種の微生物が一対の異性体の片方だけを分解する、という奇妙な現象がきっかけで、第二のステップ、「微生物」の研究に導かれた。

一八五四年、パストゥールはアルコール製造の中心地、リールの化学教授として赴任した。そこでかれは醱酵に注意を向けた。かれはかねてから、ワイン製造人が、ワインは生き物のように「病気になる」と訴えるのを聞いていた。パストゥールはここでも微生物が働いていること、さらにその微生物が、ある程度の熱で殺されることを証明した。低温殺菌（「パストゥールする」pasteurization という処置）によるワインの保存法が見つけられた。この方法はのちに、牛乳の殺菌にも応用される。

牛乳やビールやワインを腐らせる微生物はどこから来るのか。自然発生によるのか、それとも外から来るのか。かれは苦心の研究によって自然発生を否定した。大気中に、あるいは人間の周りに、細菌がいっぱいいることも判った。その中には病気の原因になるものもあるに違いない。かれは第三のステップ、「病原体」の研究に入る。

一八六五年、パストゥールはカイコ（蚕）の病気の研究を要請された。ペブリーヌという病気がカイコに流行病の形でおこり、南フランスの絹糸工場が危機に陥っていた。かれは困難を克服して病気の本態を明らかにし、健康な品種を育てる方法を示した。フランスの絹糸工業は救われた。しかし、ソルボンヌの有機化学の教授に転任した四十六歳のかれには、「脳出血」という災難が待っていた。その後のパストゥールは、後遺症としての左半身の麻痺に耐えながら、科学と人道に献身した。

パストゥールが脾脱疽《ひだつそ》の研究に入ったのも、ヒツジのこの病気の対策を求めるフランスの農民の要請によるものであった。この研究でパストゥールは、もう一歩、つまり第四のステップ、「免疫」の問題に入り込む。

弱毒化したニワトリ・コレラ菌を動物に注射しておくと、その動物は、生きのよい培養菌を再注射しても保護されている、つまり「免疫」になっている、ということに気づいたのは、偶然の出来事からだった。弱った菌による穏やかな感染は、病原菌の再度の攻撃に対して、動物を防ぐ。この過程は種痘と同じである。いま目の前にあるのは「二度目はない」（non-récidive）という生物現象である。いろいろな病気に対してこういう弱った病毒を準備しておけば、予防のために使えるはずだ。その弱められた病毒を、かれは「ワクチン」vaccines と命名した。

パストゥールはニワトリ・コレラ、脾脱疽、ブタ丹毒のワクチンを作り、家畜飼育者を莫大な損失から救った。またかれは、狂犬病に対する治療法を発見した。かれが六十六歳になった一八八八年、基金が集まってパストゥール研究所が建設された。しかし、かれはすべてを門人たちに託して第一線を退いた。

ローベルト・コッホ

ローベルト・コッホ（一八四三〜一九一〇）は鉱夫の家の出身だった。ゲッチンゲンで数学と自然科学を学び、医学生となり、ヘンレの弟子の一人になった。

一八七二年、コッホはヴォルシュタイン（現ポーランドのウォルスチン）という町の衛生技師になった。かれは自宅の粗末な実験室で研究を始めた。かれはまず、その地域の家畜に流行していた脾脱疽に取り組み、その病因を解明した。かれはブレスラウへ行き、分裂菌学者コーンの意見を求めた。病理学者コーンハイムとワイゲルトも同席した。コーンは観察の正しさを認め、コッホの報告を一八七六年、『植物生物学雑誌』に掲載した。

この研究で明らかになったのは、感染症の起炎菌は特異的、つまり特定の細菌はつねに特定の病気をおこす、ということであった。細菌が病気の原因と見なされるのは、その病気のとき、つねにその菌の存在が証明され、その菌が生体外で人工的に培養され、混じり気なしの純培養を健康な動物に注射すると元の病気が再現される、こういう場合である。のちに「コッホの三原則」といわれるこの原理を、コッホは早くから理解していた。

コッホは一八七六年七月、ベルリン帝国衛生院の所員になり、八〇年から、ベルリンの研究室で仕事をした。二人の若い軍医、ガフキーとレフラーが助手になった。

一八八二年三月二十四日、コッホはベルリン生理学会で、結核菌の発見を報告した。その日、デュ・ボア・レイモンが座長でヘルムホルツの姿もあったが、ウィルヒヨウはいなかった。すでに一八六五年、ヴィーユマンが結核は感染症だということを証明していたが、いま、最終的な確認を与えられた。「これからは、結核症かどうか、その決定の規準は結節の構造でも巨細胞の存在でもない。染色または培養による結核菌の証明である」。かれはこう言い、さらに感染が成立するための、生体側の条件にまで説き及んだ。

一八八四年にはエジプト、インドに出張してコレラを研究し、コレラ菌の分離に成功した。人間への伝播が主に水の媒介によることを発見したのもコッホであった。

細菌の研究には染料化学が大きな助けになった。アニリン染料の合成は、リービッヒの弟子ホフマン（一八一八〜九二）に始まる。七〇年代の後半になると、組織や細菌はアニリン色素で染められて、見やすいものになった。七〇年代以後、八〇年代末までの時期は、細菌（および原虫）の発見があいつぐ。一八七九年、ナイセルは淋菌を、次の年、エーベルトとガフキーはチフス菌を、ハンゼンはらい病の病原体を、ラヴランはマラリアの病原体を見つけた。「微生物の狩人」時代、日本人も探索に加わっていた。名を上げたのは北里柴三郎《きたざとしばさぶろう》（一八五二〜一九三一）、志賀潔《しがきよし》（一八七〇〜一九五七）である。

一八八五年コッホはベルリン大学の衛生学教授、衛生学研究所の所長に任命された。しかし、一八九一年かれは教授と所長を辞任し、伝染病研究所の所長になり、一九〇四年に引退するまでその職にあった。一九一〇年五月、かれの生涯は終わった。

シゲリストは語る。――パストゥールとコッホ、そしてかれらの弟子によって、感染性疾患は、恐怖の多くを失った。もうそれは見えざる敵ではなく、差し向かいの中で見ることができるようになった。敵を知れば敵の力を恐れる理由はずっと減る。ブルゴーニュの皮なめし職人の息子と北ドイツの鉱夫の息子が、人類に限りない恩恵をもたらした。

メチニコフの食細胞説

イリヤ・イリッチ・メチニコフ（一八四五〜一九一六）は、元素の周期法則を発見したメンデレーエフ（一八三四〜一九〇七）とともに、十九世紀ロシアが生んだ、国際的な科学者である。メチニコフはハリコフ県に生まれた。三人の兄があり、次兄は社会活動家で明治初年に来日、『回想の明治維新』（渡辺雅司訳、岩波文庫、一九八七）を著した。

イリヤはハリコフ大学理学部を卒業、ヘリゴランド島（北海）の研究所、ギーセン大学、ナポリの臨海実験所などで無脊椎動物の発生学を学んだ。プラナリア（渦虫類）で細胞内消化を観察したことは将来の食細胞説につながった。ナポリでは発生学者コワレフスキー、生理学者セーチェノフと知り合った。ダーウィンの『種の起源』

について、ドイツのヘッケル（一八三四〜一九一九）が「個体発生は系統発生を繰り返す」という反復説（生物発生原則）を唱え、発生学への関心は高まっていた。帰国したメチニコフはオデッサ大学の教授になるが、一八八二年に辞職、シチリア島のメッシナへ行って、ヒトデの幼生で間葉細胞の食作用を観察した。これは私たちの白血球が細菌の侵入から体を守っているのと同じものだ。これこそ「免疫」だ。こうしてメチニコフは「突然、病理学者になってしまった」（ポール・ド・クライフ『微生物の狩人』秋元寿恵夫訳、岩波文庫、一九八〇）。旅行中メッシナへ立ち寄ったウィルヒョウは、かれの実験や標本を見て激励した。

一八八七年、メチニコフはヨーロッパを旅行し、パストゥールやコッホに会った。ベーリングら、コッホの学派は抗血清の開発に成功して意気が上がっていた。免疫の担い手は血清、すなわち体液成分であって食細胞などではない、とかれらは言った。パストゥールはメチニコフに好意を寄せ、研究所に迎え入れた。メチニコフは一八八八年から二十八年間、つまり死に至るまでパリで過ごした。のち、ルー所長の下で副所長をつとめた。有名な『炎症の比較病理学講義』（邦訳タイトル『メチニコフ炎症論』飯島宗一・角田力弥訳、文光堂、一九七六）は一八九一年に出版された。一九〇八年、かれはエールリヒとともにノーベル賞を与えられた。

『近代医学の建設者』（宮村定男訳、岩波文庫、一九六八）、『人の生と死』（八杉龍一訳、新水社、一九九一）なども日本に紹介されている。かれはヤースナヤ・ポリャーナにトルストイを訪問し、「生と死」を語り合った。徳冨蘆花《とくとみろか》がトルストイを訪れた一九〇六年の三年後である。

エミール・ベーリング

生体は細菌に対して、自分を守る機序（しかけ）を持っている。もしそれがなければ動物は細菌と長く共存することができず、病原菌によって滅ぼされていたであろう。逆にこの機序を詳しく知れば、これを感染症との闘いに利用できる。この機序の体液側からのアプローチは、コッホの弟子ベーリング（一八五四〜一九一七）によってもたらされた。

ベーリングは一八九四年ハレ、次の年マールブルクで衛生学教授になった。

生体に寄生した細菌は毒物（トキシン）を産生する。例えば、ジフテリア菌はジフテリア毒素を産生し、それが病原として働くが、これに対して生体は抗毒素を作る。しかし、それは、常に十分早期に、十分な量を作るわけではない。そこでベーリングは、ウマを使って人為的に抗毒素を作り、人体が必要とするだけの量、これを提供し、ジフテリアを治療することに成功した。ウマに頼るのだから、つまりパッシヴな（受身の）免疫である。

同じ方法はほかの病気、とくにテタヌス（破傷風）にも応用され、成功をおさめた。

かれはさながら「コンタギオン説」の使徒であった。一八九三年、ウィルヒョウを攻撃して、「シデナムと体液病理学へ返れ」と叫んだ。またウィルヒョウがかつてシレジアの疫病調査で社会医学的な方策を提案したことも、「いまでは感染病の研究にはコッホの方法がある。社会的云々のわき道は不必要だ」と、冷淡な評価で終始した。

パウル・エールリヒ

エールリヒ（一八四五〜一九一五）はブレスラウ、ストラスブール、フライブルク、ライプチヒで医学を学んだ。かれは組織学と化学に関心を持っていた。特定の化学物質が体内の組織との間に持つ「親和性」を、かれは組織染色の方法で研究した。

そのころ顕微鏡検査のために、組織切片の染色が始まっていた。五〇年代には、組織検査の試薬といえば、硫酸、ヨードチンキ、それに硝酸銀、酢酸、まれにカルミンが使われたくらいであった。ドイツの染料工業は七〇年代以降、急速に成長し、ちょうどエールリヒの学生時代、多数のアニリン染料が市場に現れたのである。

ベルリンの内科教授フレーリクスがエールリヒを助手に招いた。エールリヒは組織染色の方法を血液に適用し、白血球に、塩基性、酸性、中性染料に親和性を示す顆粒《かりゅう》を持つ種類を区別した。これは臨床医学にきわめて重要な貢献であった。かれは生きた組織の染色（生体染色）にも成功した。

フレーリクスが死ぬと、エールリヒはシャリテを辞し、自分で研究室を作ってそこで仕事を始めた。かれは免疫の法則を研究し「側鎖説」を作り上げた。

一八九〇年からコッホとの協力関係が生まれ、プロイセン政府もかれの研究のために便宜を与えた。かれは、化学物質・組織の親和性を治療に応用しようと取り組んだ。

エールリヒを助けた一人に志賀潔がいる。かれは北里の門下、すでに赤痢菌を発見していたが、エールリヒの下で原虫トリパノゾーマに作用する色素を発見した（一九〇四）。さらに、エールリヒは秦佐八郎《はたさはちろう》（一八七三〜一九三八）の協力の下に、梅毒の病原体スピロヘータに有効なサルヴァルサン発見に成功した（一九一〇）。近代化学療法はこうして始まったのである。

7　外科学の進歩を担った人びと

ジョセフ・リスター

十九世紀に、外科の発展を妨げていた二つの障害は痛みと創傷感染であった。痛みに対しては麻酔が発達した。四〇年代に、吸入麻酔に使える三つの物質が見つかった。一酸化二窒素（亜酸化窒素、笑気）と、エーテルと、クロロホルムである。創傷感染に対しては、パストゥールの研究が導きになった。その研究を外科手術に応用したのは、イギリス人のリスター（一八二七〜一九一二）であった。

ジョセフ・リスターはロンドンのクエーカー教徒の家に生まれた。ロンドンで医学を学んだあと、スコットランドへ行き、一八六〇年グラスゴーの外科教授になった。

そのころ、挫滅《ざめつ》した傷は必ず化膿する、という考えが通用していた。しかし、リスターはなぜ複雑な骨折はつねに化膿するのか、疑問を抱いた。パストゥールは、大気には微生物が無数にいて、この微小な生き物が醱酵や腐敗の原因だと教えた。もしパストゥールが正しければ、開放創の腐敗現象は、大気から入り込む微生物の仕業にちがいない。こういう微生物を破壊するか、傷をその接近から防がなければならない。

細菌を殺すのに、リスターはいろいろな物質を試した末、石炭酸（フェノール）を採用した。傷の近くの大気は石炭酸のスプレーで浄化し、創傷そのものは石炭酸と樹脂とパラフィンをひたしたガーゼで、周囲を丁寧に覆った。この下には痂皮《かひ》が成長し、その下で傷は治った。この方法でリスターが得た成果は驚くべきものだった。一八六七年から、リスターは成績を公表し始めたが、承認する人はまだ少なかった。

普仏戦争（一八七〇〜七一）は新しい方法を広く試みる機会だった。戦後、フォルクマンがリスター法の成果を報じた。数年後、コッホが創傷感染の起炎菌について発表し、殺菌法は一般の承認を得た。ようやくゼンメルワイスが理解される日が来た。

次には、消毒の化学法から物理法への歩みが必要だった。化学殺菌は組織を傷害するし、細菌は大気の中だけではない。手術に使う器具と衣服を熱湯か加熱蒸気で無菌化する方がよいことがわかった。殺菌法 antisepsis から無菌法 asepsis へ進んだのである。

一八六九年、リスターはエディンバラの臨床外科の教授に、七七年にはロンドンのキングズ・カレッジの教授になり、一八九二年引退するまでここで働いた。

テオドール・ビルロート

テオドール・ビルロート(一八二九〜九四)の名は、医師、医学生には胃の外科、とくに吻合《ふんごう》の術式と結びつけて記憶されている。

ビルロートは音楽家になるつもりだった。医師の資格を得たが、かれは芸術家で通し、ブラームス(一八三三〜九七)、ハンスリック(オーストリアの音楽批評家)と友人だった。ビルロートはリューゲン島、ブラームスはハンブルクと、二人とも北ドイツの出身でプロテスタントであった。二人はチューリヒで出会い、ついでカトリックの都ウィーンで、一緒にその円熟した人生を暮らした(堺哲郎、『外科』誌第二九巻)。

ビルロートはグライフスバルト、ゲッチンゲン、ベルリンで医学を学んだ。一八五二年卒業し、ウィーンとパリで卒後の学習をした。ベルリンのランゲンベックの助手となり、それによって医師ビルロートは外科医になった。一八五六年、外科と病理解剖学の講師になった。

一八六〇年、チューリヒの大学に招聘された。この地でビルロートの名声は急速に高まった。かれはチューリヒに七年在職し、この期間中に、八千を越える外科手術を手がけた。一つの不成功例は、もし過ちをごまかそうとせず、不成功の理由を完全に学ぶならば、十の成功例よりも教訓に富んでいる、こうかれは教えた。

チューリヒで、ビルロートは代表作『一般外科病理・治療術』を出版した。一八六七年、かれはウィーンの外科教授になった。一八八一年、幽門《ゆうもん》切除に、また喉頭《こうとう》の摘出に成功した。この二つの手術でかれの名は医学界に響いた。

8　衛生学、社会衛生学、社会医学

マックス・ペッテンコーフェル

十九世紀の三〇～五〇年代に、西欧社会に繰り返しコレラが流行し、そのつど数百万の犠牲者を出した。そこに衛生学の出番があることは、フランク以来、明らかだった。しかし、どういう衛生か。もし病原菌対策なら防疫と消毒だ。あるいは体の抵抗性に欠陥があるのであれば、健康増進の方策を考えなければならない。それとも一般環境条件が問題なら、上下水、家屋、道路、その他さまざまな点が改良の対象になる。衛生学者にとっても、疫病の流行は、自説の当否を検証する試金石であった。

一八八三年コッホはコレラの病原菌を発見し、土壌や水源が患者の排泄物で汚染されるために病気が蔓延することを明らかにした。コッホとその学派にとって、対策は明らかだった。しかし、「伝染」という、病気の拡がり方を受け入れない、反コンタギオン説も依然として健在だった。

いま私たちは、感染が「種子と土壌」の関係で成り立つことを知っている。種子はどこででも育つのではなく、適切な土壌においてのみ発芽し、生育するのだ。ウィルヒョウを含む病理学者にとって、土壌とは細胞であり、生体であった。ミュンヘンの衛生学者マックス・ペッテンコーフェル（一八一八〜一九〇一）は化学者の出であったから、土壌を文字通りに解した。ベルリンの土壌とミュンヘンの土壌とは違う、とかれは主張した。

ペッテンコーフェルは、コレラの蔓延には、飲用水よりも地下水が主な役割を果たす、と信じていた。かれはコレラ流行の出現には、地域という条件が基本だ、という。特異的な微生物、その微生物に感染性の物質を産生させる土壌の条件、この二つの要因が出揃って、初めて毒性の要素が発生する、というのである。かれは微生物の役割も認めているのであるから、ミアスマ・コンタギオンの折衷論者ともいえる。コッホたち、伝染論者は、防禦の主な策は糞便の消毒であり、患者の隔離であり、交通の管理であり、良い飲用水の供給であると主張する。ペッテンコーフェルにとっては、隔離や消毒は無益なことであり、素因になる地域の土壌を清浄化することこそ重要であった。

一八九二年十一月十二日、ペッテンコーフェルはコレラ菌の新鮮な培養液一立方センチを飲み干した。幸い少し下痢をしたくらいですんだらしい。かれは体を張った実験で、病原菌の伝染だけでは、コレラという病気は説明しつくせないことを証明してみせた。

かれは一八四三年、医学の学位を取得し、リービッヒの下で生理化学を学んだ。一八四五年、ミュンヘンへ移り、栄養化学から衛生学の領域に入った。一八六五年、衛生学教授になる。かれの主な貢献は「実験衛生学」を始めたことで、健康に及ぼす環境の作用を、大気、衣服、住居、その換気、暖房と照明、土壌、水、養生法から埋葬まで、多方面にわたって研究した。経験的だった衛生学は、科学的・実験的な基礎の上に置かれた。

日本の森林太郎《もりりんたろう》（鷗外《おうがい》、一八六二〜一九二二）がペッテンコーフェルの下に学んだのは、一八八六年（明治十九）三月から翌八七年四月までで、同月ベルリンのコッホの下へ移った。

十九世紀の社会医学者たち

一八四八年七月十日、ウィルヒョウとロイブッシャーの編集する週刊紙『医事改革』の第一号が出た。その中でウィルヒョウはこう言明した。「医学は社会科学であり、政治は大きな規模における医学に他ならない」。工業化とそれに伴う社会問題は、各国の研究者に、貧困や職業による健康状態に対する影響への関心を抱かせた。エンゲルスは『イギリスにおける労働者階級の状態』(一八四五)を刊行した。フランスでは、三〇~四〇年代に、医学者や社会理論家が社会・医学的な問題と取り組んだ。ウィルヒョウもこういう知的思潮と接触していた。かれに協力したノイマン(一八四七)は断言した、――医学は、基本的に社会科学である。このことが実地に理解されないかぎり、私たちはその利益を享受することはできない。ロイブッシャーは「医学は純粋に社会科学である」と言明した。

ウィルヒョウたちは、思想と運動の具体的な内容として、三つの原理を考えていた。

第一、民衆の健康は、本来、社会の関心事であり、社会はその成員の健康を守り、保障する義務がある。第二、社会と経済の状態は健康と病気に重要な効果を及ぼすのであり、この関係は、科学的研究に委ねられなければならない。第三、社会は、民衆の健康を促進し、病気とたたかうために行動をおこさなければならない。その行動は、医学的かつ社会的な方策を含むべきである。

ベーリングとウィルヒョウを隔てたもの、それは社会科学としての医学という思想であった。ウィルヒョウは医学を、社会全体との関連において見ていたから、純細菌学的な見解は、あまりに狭いとしか思えなかった。かれは細菌と病気の無条件の関連を承認しなかった。結核菌は結核症と同じではない。結核症は壊血病、発疹チフス、イギリス発汗病などと同じく、政治・社会的な原因によっておこり、もっぱら文化の発展にあずかることのできない階級をおかすのだ。

しかし、ウィルヒョウらの運動は敗北し、撤退した。あとには民衆の衛生・健康が改善されないまま残された。二十世紀初頭の社会衛生学者たち、グロートヤーン、ゴットシュタイン、テレキー、イッケルト、カーエスらが継承したのは、かつての一八四八年の運動なのであった。カーエスの『社会衛生学』は国崎定洞が邦訳した（一九二七）。それは衛生学、あるいは公衆衛生学（「予防医学」と重なり合う）よりも、考察を「社会」との関連に集中したのである。

ナイチンゲールと国際赤十字社

クリミア戦争（一八五三〜五六）は、医学史の節目に位置した。太鼓はとどろかず、軍旗ははためかず、ただ屍臭だけが戦場をおおった。戦傷や伝染病による死亡はフランス、ロシア軍あわせて数十万。殺戮の手段が進んだのに、医学の水準は前時代のままだったことが、こういう数字になった。

ロシア側にはトルストイもいて、かれは見聞を『セヴァストーポリ』に残した。ロシア医学の父、ボトキン（一八三二〜八九）も卒業を早めて戦線に送られた。

この戦場にナイチンゲール（一八二〇〜一九一〇）が組織した看護の手は、そののち全人類の宝となった。彼女は三十四名の看護婦を率い、トルコのスクタリ（イスタンブール対岸、ウシュクダラ）を基地とし、低劣な衛生条件の下で、陸軍病院の改善に努力した。『ナイティンゲール伝』（ストレイチー、橋口稔訳、岩波書店、一九九三）には、その実力からしても、さながらイギリス軍の後方支援指揮官であった彼女の姿が浮かび上がる。しかもその論文『看護覚え書き』（小林章夫・竹内喜訳、うぶすな書院、一九九八）は、鋭い「生理学的病気観」を展開している。

私たちは病気を、ネコやイヌのように、存在して当然の、独立した「実在物」だと思い込んでいないでしょうか。むしろ病気というものを、不潔または清潔な状態などと同じ「状態」として、あるいは、親切な自然が行う「反応」とは考えられないでしょうか。

クリミア戦争からわずか数年後の一八五九年（ダーウィン『種の起源』の年）、ソルフェリーノの戦いでの負傷者の惨状に衝撃を受けたスイス人アンリ・デュナン（一八二八〜一九一〇）は、一八六三年、戦時救護の国際組織を作ることを呼びかけ、翌年、十二ヵ国で国際赤十字社が発足した。ソルフェリーノでは、ナポレオン三世の率いるフランス・サルディニア連合軍が、フランツ・ヨゼフが率いるオーストリア軍と戦ったのである。

第十一章　西欧医学と日本人

日本人が西欧の学術を取り入れた歴史は、日欧通交の開始から幕末開港以後に及ぶが、仮にこれを三期に分けることができる（佐藤昌介『洋学史研究序説』岩波書店、一九六四）。第一期は、ポルトガル・スペイン系学術の時代、第二期は、オランダ系学術（蘭学）を主とする時代、第三期は、開港以後、イギリス・フランス系の学術が加わった洋学の時代である。各時代を通じて、学術のうちに医術が占めた比重はかなり大きかった。医術は支配者も民衆もともに、もっとも期待を寄せた異国文明の要素だったからである。明治政府がドイツ医学の採用を正式に決めると、以後は、オランダやイギリス系の医学はすたれた。〔注1〕

〔注1〕　ヒュー・コータッツィは一九八〇〜八四年にかけて駐日英国大使を務めた人だが、その著『東の島国　西の島国』（中央公論社、一九八四）の中で、鹿児島に医学校を創立したウィリアム・ウィリスに関連して、こう述べている。「ウィリスが鹿児島に来たのは、当時の明治政府が英国式医療を排してドイツ式医療の採用を決定したことによるものです。私は、この決定は明治政府の過ちであったと思いますが、東京

にとっての損失は、鹿児島の得となりました」。

十六世紀半ばにポルトガル人、ついでスペイン人が渡来し、こういう南ヨーロッパ人をわが国では南蛮人《なんばんじん》と呼んだ。「南蛮」とは中国でいう中華周辺の四種族、東夷《とうい》、西戎《せいじゅう》、南蛮、北狄《ほくてき》の一つで「南方の異国人」である。ポルトガル人が伝えた医術（とくに外科）が南蛮流と呼ばれた。一六三九年、ポルトガル船の渡航を禁止し、翌々年、オランダ商館を平戸から長崎出島《でじま》に移して日蘭通交時代が本格化した。北方のオランダ人は南欧人に比べて毛髪の色が赤く、紅毛人《こうもうじん》とあだ名され、かれらが伝えたヨーロッパ医術は紅毛流と呼ばれた。これもまた外科を特色とした。日本人がオランダ書を直接学び、外科術だけではなく、医学の全般に関心を向けたのは『解体新書』以来である。

ポルトガル人の渡来（一五四三）、長崎出島の蘭館開設（一六四一）、『解体新書』（一七七四）、ペリー来航（一八五三）とおよそ百年ずつのステップで、日本人の「西欧学事始《ことはじめ》」は進行した。

1　ルネサンス、東と西

ヴェサリウスの『人体構造論』、コペルニクスの『天体の回転について』が刊行されたのは一五四三年、わが国に目を移すと天文十二年（一五四三）、この年の八月、一艘の中国船が嵐をのがれて種子島《たねがしま》へ辿り着いた。船に乗っていたポルトガル人三名によって、初めてわが国に鉄砲が伝えられた。正確には、島の領主種子島時尭《たねがしまときたか》が、かれらの携えた二挺の銃を二千両で購入したのである。

ポルトガル人はすでに三十三年前、インドからゴアを奪い、十四年前、マカオを支配下においていた。イベリア半島からの遠征者たちは、初めて喜望峰を廻ってから約半世紀を経て、日本へやって来たのである。

日本の医学はこれからしばらく、南蛮の波に洗われるのだが、その頃の医学はどういう状態であったか、振り返って見よう。

十六世紀までの日本は、いうまでもなく東アジア文化圏の一部として、中国医学の影響下にあった。〔注2〕

〔注2〕　日本の古代国家（『大宝律令《たいほうりつりょう》』、七〇一）では、典薬寮《てんやくりょう》に、医・呪禁《じゅごん》・針・薬園・按摩《あんま》の五種をおい

た。呪禁は道教の方術で、呪禁師は医師につぐ地位にあったが、八世紀後半に、按摩とともに公認を取り消される。こののち呪禁の一部は陰陽道《おんようどう》に吸収されるが、陰陽道も室町末期、貴族の没落とともに卜占《ぼくせん》、加持祈禱に変質した。大安・友引などの日取り、星回り、相性などの俗信は陰陽道の名残である。典薬寮五種のうち、針と薬園（いわゆる漢方）は明治八年（一八七五）、「西洋七科の制」によって正統医学の座を失った。

十二世紀末以来の日中関係は、かつての七〜九世紀における通交が唐帝国への朝貢だったのに対して、もっぱら商人と僧侶の往来の形をとった。六波羅《ろくはら》政権が成立したあくる年一一六八年に入宋《にっそう》した栄西《えいさい》は、建仁寺を建立して臨済宗の開祖となったが、『喫茶養生記』を書き、茶が養生の仙薬であることを説いた。将軍実朝《さねとも》に呈上されたこの本は、鎌倉初期の代表的医書、そのころ僧侶は、また医者でもあった。

室町幕府が対明《みん》貿易に積極的に乗り出すと、僧医、在家の医者、鍼術《しんじゅつ》家などの渡明が相次いだ。武蔵の田代三喜《たしろさんき》は一四八八年渡明、李朱医学〔注3〕に通じ、一四九八年帰国、古河《こが》にあって関東にならびない名医であった。坂浄運《さかじょううん》は一四九二年ごろ入明、『傷寒論』の医学を伝えたというが、この人の生涯については詳しくは判っていない。

〔注3〕李朱医学とは李東垣、朱丹渓（ともに元《げん》時代の医家）の医学。室町、安土桃山、江戸時代にわたってわが国に大きな影響を及ぼした。「金元医学」ともいう。日本語の「病気」、「元気」は、宋以後の医学説（五運六気説）、とくに李朱派の影響の現れである（小川鼎三『医学の歴史』）。中国史は北宋のあと、金と南宋の併立、そして元の時代になり、元の使者が筑紫へやって来る（一二六九）のである。

京都の曲直瀬《まなせ》道三《どうさん》（正盛《しょうせい》、一五〇七～九四）は関東に下り、足利学校で儒学を学び、田代三喜から李朱医学を伝えられた。一五四五年、京都へ帰って医術を業とする。かれの主著『啓迪集《けいてきしゅう》』は、わが国最初の系統的な診療医典である。序文を寄せた策彦周良《さくげんしゅうりょう》は、二度にわたり対明交渉の首席をつとめた天竜寺の僧である。道三は鉄砲伝来のことも聞いていたにちがいない。二年の間に、すでに日本人は鉄砲を自力で製造するようになっており、その年、国産の火器は六百丁以上、野戦や築城の方法に大きな変革が訪れつつあった。

当時、堺の繁栄はイエズス会の宣教師によってイタリアのヴェネチアに比せられ、京都、堺、博多の人口はヨーロッパの中世都市に伍していた。商人たちは生糸や鹿皮の買いつけに、中国南部はもとより、ジャワ、マラッカまで船を出していた。

イエズス会の宣教師フランシスコ・ザビエルが来日し（一五四九）、ルイス・デ・

アルメイダが豊後《ぶんご》の領主、みずからもドン・フランシスコと教名をもった大友義鎮《おおともよししげ》（宗麟《そうりん》）の援助の下に、大分に病院を開設したのは、日本にとってこのような時期であった。

曲直瀬道三も同志と相語って入信し、門弟百人を率いて教会のために尽くしたという（海老沢有道『切支丹の社会活動及南蛮医学』富山房、一九四四）。一五五九年から六二年にかけての大分病院の最盛期には、外来のほか、内・外科、らい病棟あわせて百人以上の入院患者を扱った。外科はポルトガル流で行われたが、内科は漢方であった。宣教師も漢書を学び、伝道旅行には漢方薬を携帯した。〔注4〕

〔注4〕　泉靖一はラテン・アメリカにおこった事情をこう記している（『文化のなかの人間』文藝春秋、一九七〇）。――クラドールと呼ばれる土着の医師たちは、古くからの草根木皮に、カトリック僧がもたらしたヨーロッパの薬剤を加えて治療に当たっている。一方カトリック僧はクラドールの薬箱からさまざまの医療上の知識を得た。宣教師たちは医学の改革者であるよりは、新世界と接触し、自分たちの薬嚢《やくのう》を豊かにした。コカイン、ゴム浣腸器、キニーネなどは、ヨーロッパにもたらされたインディオの文化産物のうちで、とくに重要なものであった。スペイン人やポルトガル人は「戦争、貿易、海賊業」が一体になった中継貿易業者であった。

海賊たちのルネサンスを、日本人は南蛮人とともに生きた。信長《のぶなが》の安土城《あづちじょう》は、規模の壮大さと設計の巧みさによって、宣教師たちを驚かせるのに十分だった。商人たちは世界の交流の巷に入ってゆく。万能人、自由人であった本阿弥光悦《ほんあみこうえつ》（一五五八〜一六三七）がガリレオ・ガリレイと生没年をほぼ同じくするのは偶然ばかりとは思えない。ルネサンスは西と東で花開いたのである。

一五八七年（天正十五年）、秀吉《ひでよし》は宣教師の国外追放を命じ、以後、京都や堺の町から異国人は日に日に減っていった。「なにがなんでも、かれらは外国人をしめだそうとした」（ネルー『父が子に語る世界歴史』大山聡訳、みすず書房、一九五九）。

ネルーは続けてこういう。「日本のこの反応は同情できる。むしろかれらが、ヨーロッパ人とほとんど交渉がなかったにもかかわらず、宗教という羊のころもをかぶった帝国主義の狼を看破する炯眼《けいがん》を持っていたことこそ、驚くべきことだ」。インドがゴアの地をポルトガルの艦隊に奪われたのは一五一〇年、ザビエルは四二年にこの地に到着、ここから日本への伝道に向かったのである。なおネルーはこれを獄中で綴っているが、かれの日本理解こそ驚くべきだ。かれは「官女ムラサキ」の（源氏）物語にも言及している。

キリシタンの医学は南蛮流外科として残ったが、キリシタン病院は各地から姿を消していった。ヨーロッパではこれに前後して、オランダがスペインの支配を脱して独立し（一五八一）、イギリスもスペインの艦隊を破る（一五八八）。産業資本家が中継貿易業にとって代わりつつあった。

十六世紀の日欧通交期に、ヴェサリウスの解剖学は日本へ渡来しなかった。二百年後、出島商館のオランダ人がもたらした一冊の解剖学書、日本医学に衝撃を与えた『ターヘル・アナトミア』こそ、姿こそ変われ、かつての種子島の年、バーゼルの地で刊行された「ヴェサリウス解剖学」だったのである。

2　鎖国の中の日本医学——『解体新書』まで

本阿弥光悦や曲直瀬道三と同時代を生きた医者に永田徳本《ながたとくほん》がいる。諸国をめぐって仙人のように暮らした。かれの書『医之弁』には、治療の根底を『傷寒論』におくべきことを主張しているという。これは当時としては異例のことであった。「日本国大かた皆、道三流に成りぬるなり、これが当流なり、丹渓〔元の朱丹渓〕の流なり」という時代だったのである。この文章は、三代将軍家光《いえみつ》に重用された僧沢庵《たくあん》（一五七三

〜一六四五）の『医説』の一部であるが、この時代の医家はすべて道三流だったことを語っている。

こののちも、漢方医学の主流は、李朱医学の日本化を試みた道三医学の踏襲・洗練を主とした。これを後世派という。道三の末流は今大路《いまおおじ》姓を名乗り、半井《なからい》家とともに典薬頭《てんやくのかみ》として一時権力をふるった。これに対して、江戸中期から、主として民間にあった医者のうち、志をもった人びとは張仲景の『傷寒論』による古医方を研究・実践した。これが古方《こほう》派である。名古屋玄医《なごやげんい》（一六二八〜九六）、後藤艮山《ごとうこんざん》（一六五九〜一七三三）、香川修徳《かがわしゅうとく》（修庵、一六八三〜一七五五）、吉益東洞《よしますとうどう》（一七〇二〜七三）、山脇東洋《やまわきとうよう》（一七〇五〜六二）などが古方派である。こういう人びとは親試実験（自ら試み、事実によって確かめる）を信条とした。空理を排除して実証を重んじたのである。

医学館（初め私塾躋寿館《せいじゅかん》、一七九一年以降は幕府の医学館となる）に依ったのは多《た》紀《き》氏である。かつて丹波《たんば》・和気《わけ》と並んだ医学の名門であった。平安朝末の丹波雅忠《たんばのまさただ》（一〇二一〜八八）は「日本の扁鵲《へんじゃく》」と呼ばれたくらいの名医であった。和気氏はのち半井氏が継いだ。丹波氏の後裔が多紀氏で、文献の考証、復刻や後進の育成に力を尽くした。森鷗外が伝記を草した渋江抽斎《しぶえちゅうさい》（一八〇五〜五八）も躋寿館の講師であった。これらの人びとを考証派と呼ぶこともある。

鎖国時代、日本人が接した異国人の中に朝鮮人、琉球人があった。とくに一六〇七～一八一一年の間に十二回も来日した「朝鮮通信使」（李進熙『江戸時代の朝鮮通信使』〈講談社学術文庫、一九九二〉に詳しい）は両国の文人・学者の交流に大きな役割を果たした。それは途絶えていた日中間の医学交流を、朝鮮という窓から補完するためにも好い機会だった。この時期、日本人は儒教文化、東アジア医学の発祥、先達の民としての中国人、朝鮮人を尊重し、敬意を払っていたのである。琉球国の使節団も一六三四～一八五〇年の間に十八回も渡来した。

古方派の人びとは、伊藤仁斎《いとうじんさい》や荻生徂徠《おぎゅうそらい》といった朱子学の批判者に共鳴していた。名古屋玄医が「張仲景を孔子に比してこれを本とし、復古を唱えた」のは、伊藤仁斎の古学の唱道より十数年先んじた（有坂隆道）。儒学者は朱子学の、古方派の医者は金元医学の贅肉《ぜいにく》を削いだのである。

吉益東洞が、医学を改革しなければ、病気を治しても効果はない、と志を抱いて京都へ出たのは一七三八年、堀景山《ほりけいざん》のもとへ身を寄せた。景山は朱子学派の儒者であったが、徂徠とも親交をもつ人であった。十四年後の一七五二年、本居宣長《もとおりのりなが》（一七三〇

〜一八〇一）も景山を頼って京都へ出た。宣長は、京都で儒学とともに医術を学び、郷里松坂へ帰ってからは、医師、本居春庵として「日中を診療に当て、夜間の余暇を『皇朝のまなび』に費やした」（服部敏良）。

宣長が在京中の一七五四年（宝暦四年）、古方派の一人、山脇東洋は京都所司代酒《さか》井忠用《いただもち》の許可を得て、刑屍を解剖して内臓を観察し、『蔵志《ぞうし》』（一七五九）一巻を著した。この知らせは、同じ古方派の重鎮、吉益東洞を動かさなかった。「病を治すのに益なきこと」、東洞はそれしか言わなかった、と伝えられる。親試実験とはみずからの道を歩むことである。したがって、これも見識というべきであろう。

江戸にあった若年の杉田《すぎた》玄白《げんぱく》（一七三三〜一八一七）にとっては、東洋の解剖も東洞の古医方の主張も、同じように衝撃的であった。「豪傑おこりて旗を関西に立てた」とかれは感じた。外科医の自分は、何をもって事を謀り、家をおこすべきだろうか。かれは「いたずらに思慮を労する」日が続くうちに、たまたま徂徠の軍談を読んで、「はじめて真の医理は遠西オランダにある」ことを悟ったのである（『形影夜話』医歯薬出版、一九七四）。

一七七一年（明和八年）三月四日、玄白と前野《まえの》良沢《りょうたく》（一七二三〜一八〇三）、中川《なかがわ》淳庵《じゅんあん》（一七三九〜八六）の三名は、千住小塚原《こつかっぱら》の刑場で人体解剖を観察し、良沢と玄白が携えていたオランダ解剖書（『ターヘル・アナトミア』）の正確さに驚く。苦心の末、同書の翻訳『解体新書』の刊行に漕ぎ着けた。そのいきさつは『蘭学事始《らんがくことはじめ》』（岩波文庫、一九八二）に詳しい。なおこの『ターヘル・アナトミア』という解剖書は、ダンチヒ（現ポーランド・グダニスク）で医学、物理学を教えたドイツ人クルムスの著作で、そのオランダ語訳を良沢と玄白が入手したのである。

『蘭学事始』によると、その日、小塚原での実際の解剖は、予定した「穢多の虎松」が病気になり、その祖父「よはひ九十歳」という老屠（老解剖手）が行った。その老屠がいわく、「ただいままで、腑分け（解剖）のたびに、その医師がたに品々をさし示したれども、だれ一人、それは何、これは何々なりと疑はれ候御方もなかりし」。

それ以前にも何人かの医者が小塚原で解剖を見ていたことが判る。しかし、三月四日の見学者たちは、その熱心さで、腑分けの老人を驚かせた。玄白たちは、蘭学への執心によって勇み立っていた。かれらは腑分けの中に「遠西オランダの真の医理」を見ていたのである。「革新的なもの」は解剖にあったのではない。それを見る目にあった。

形だけは、中世末期のヨーロッパに似ていなくもない。そこでも解剖は身分の低い剖検手（床屋医者）に任せ、医師はガレノスの朗読を聞きながら、相当する部分を確認しながらうなずき合った。ガレノスがクルムスに替わっただけである。しかし、中世末期の惰性の解剖は、その形で何百年も続いた。玄白たちは、その日の解剖を蘭学の夜明けにした。

もう三十年もすると、パリ病院医学が開花し、そこではドソー、ビシャ、コルヴィザールらが自分の手を血に染めながら解剖にいそしみ、臨床医学を改革することになる。しかし、こういうパリ学派の仕事を日本人が知るのはずっと後年のことで、少なくとも長崎における「オランダ医」による医学伝習には織り込まれなかった。

『解体新書』（一七七四、安永三年）は漢文で書かれ、日本若狭の杉田玄白、中川淳庵、東都の石川玄常《いしかわげんじょう》（一七五三〜一八一五）、桂川甫周《かつらがわほしゅう》（一七五一頃〜一八〇九）が協力者として名を連ねている。二十一枚の付図は秋田の角館《かくのだて》の人、小田野直武《おだのなおたけ》（一七四九〜八〇）の筆になる。翻訳の中心人物の一人、前野良沢の名がないのは不思議だが、その事情は今では窺い知れない。「日本」とわざわざ明記したのは中国へ輸出する意図があってのことであろう。曲直瀬道三の後、二世紀が過ぎ、日本は初めて中国へ送り出す医書をもったのだが、それがヨーロッパ書の翻訳であったことは象徴的である。「この後、進歩は、西欧思想を同化してゆく速度によって、単純におしはかられることになる」。一八八四年（明治十七年）、つまり『解体新書』の百年後、「日本アジア協会」は『日本における医学の進歩の歴史』（ホイットニー）の報告を聞いたが、その席の座長はこう指摘した。日本にとってのその時期こそ「脱亜入欧」を果たした百年であった。

3　『解体新書』以後

『解体新書』は、鎖国の中で鬱積していた医学者をにわかに蘭学へ向かわせる動因になった。日本人が長く積み重ねてきた漢学の素養が、西洋学を学びとる上での知的準備になったことは疑いない。杉田玄白、前野良沢についで、蘭学に情熱を注いだのは陸中・水沢の人大槻玄沢《おおつきげんたく》（一七五七〜一八二七）で、『蘭学階梯《らんがくかいてい》』（一七八八）というオランダ語の手引きを作った。かれらはもはや紅毛外科の口伝え、手ほどきにはあきたらず、オランダ語を習得し、西洋医学そのものを学ぼう、と発心したのである。「オランダに内科はないのか」と玄白に鋭い問いを発したのは奥州・一関の建部清庵《たけべせいあん》（一七一二〜八二）であった（『和蘭医事問答』一七九五）。

玄沢の門人、宇田川玄随《うだがわげんずい》（一七五五〜九七）は『西説内科撰要』を刊行（一七九三〜一八一〇）したが、これはブールハーフェ門下のゴルテル（一六八九〜一七六二）

の本を訳したもので、日本で最初にできた西洋の内科書であった。ゴルテルの経歴や業績については、石田純郎『緒方洪庵の蘭学』(思文閣出版、一九九二)に詳しい。

一七三五年六月、スウェーデンの植物学者リンネがハルデルワイク大学へ学位論文を提出したとき、このゴルテルが審査の座長であった。そして、リンネの弟子の一人ツュンベリが東インド会社の使節とともに来日したのが一七七五年、『解体新書』の翌年である。ツュンベリは十六ヵ月滞在し、日本の医者に植物学、リンネの植物分類法を教え、梅毒の水銀療法も紹介した(ゲールケ)。少し遡るが、一六九〇年オランダ商館医として来日したドイツ人ケンペルも、スウェーデンのウプサラの植物園創立者ウーロフ・リュードベックと近づきになり、スウェーデン使節団に加わって東洋廻遊を始めた。このリュードベックの息子がリンネの恩師リュードベック教授(二世)である。地理的には遠いオランダ・スウェーデンと日本の間に、十七〜十八世紀に学術交流の編目《あみめ》が密接に張られていた。

京坂の蘭学は一般に江戸よりおくれたが、異色ある医師たちが輩出し、それぞれの道を歩んだ。山脇東洋の門下永富独嘯庵《ながとみどくしょうあん》(一七三二〜六六)もその一人であった。かれは漢方も用いる漢蘭折衷派だったが、「人病みて死し、その病原明らかならざれば、すなわち刳剝《こはく》してこれを視る」(『漫遊雑記』一七六四)とオランダにおける病理解剖について語っている。イタリアでモルガーニの著作『病気の座と原因について』が発刊されたのが一七六一年で、独嘯庵は長崎で通詞の吉雄《よしお》耕牛《こうぎゅう》から医説を聞いたのであるが、それにしても極東の長崎はよく最新の医学事情に通じたものである。小塚原の腑分けが一七七一年で、それよりさらに数年あとである。

江戸の蘭学者たちは洋書を読み、その訳書を作ることには長じたが、実証の方面では京坂の学者に及ばなかったようだ、と小川鼎三『医学の歴史』は指摘している。

京都にあった小石元俊《こいしげんしゅん》(一七四三〜一八〇八)は独嘯庵の門下であるが、解剖に熱意を持った。二度にわたって刑死体を解剖し(一七八三、九八)、その記録を残している。大坂の伏屋素狄《ふせやそてき》(一七四七〜一八一一)は『和蘭医話』(一八〇五)を著したが、その中で、解剖の際、腎動脈に墨汁を注入して尿管から澄んだ水が出てくることを観察し、「腎は小便を漉《こ》す役目であること」を証明した。

大坂の北堀江に宗吉(姓は橋本)という傘の紋書き職人がいた。まだ二十代だが学問好きで物覚えがよい。この若者に目をつけたのが、小石元俊と間重富《はざましげとみ》、間は質屋の主人ながら天文学と暦学で聞こえていた。かれらは宗吉を江戸へ送り、大槻玄沢に入門させた。たちまちかれは玄沢門下の四天王に数えられ、大坂へ帰って糸漢堂《しかんどう》という蘭学塾を始めた。一七九八年（寛政十年）のことである。伏屋素狄もここで学んだのである。宗吉は『阿蘭陀《オランダ》始制エレキテル究理原』（一八一一）という本を書いたが、出版は奉行所が許さなかった。ときの与力は大塩平八郎であった。宗吉はひっそり市井に隠れ、一八三六年に死んだという。

江戸の南小柿寧一《みながきやすかず》（一七八五〜一八二五）による『解剖存真図』（一八一九）は、四十数体に及ぶ解屍《かいし》の観察に基づいたもので、後日シーボルトを感心させる出来映えであった。

こうして『解体新書』以来、日本人はオランダ書を読み、解剖を見る機会も増えて、西洋医学の事情にもかなり通じてきた。そういう折、ドイツ人シーボルトが来日（一八二三）したのである。

4　シーボルト、洪庵と泰然、ポンペ

バイエルンのウュルツブルクは、ドイツの医学史上、ベルリンと並んでもっとも重要な町である。フンボルトに学んだ解剖・生理学者デーリンガー（一七七〇〜一八四一）もそこにいた一人である。かれの門から、発生学者フォン・ベール（一七九二

〜一八七六)、すぐれた臨床家シェーンラインが出た。そして青年時代をデーリンガーの許で修業したシーボルト(一七九六〜一八六六)が、一八二〇年ウュルツブルク大学を卒業し、オランダの軍医という身分をもらってアジアへ赴いたのである。

シーボルトがオランダ商館の医官として出島に着任したのは一八二三年夏であった。

まず試みたのはジェンナーの牛痘法であったが、新鮮な痘苗がなく、方法の指示に終わった。ついで診療や医学・自然科学の教育を、始めは通詞の家で、一八二四年、鳴滝《なるたき》に塾ができるとそこで行った。かれの名声は遠近に拡がった。

一八二六年、かれは商館長に伴って江戸参府旅行に出発した。道中かれは好奇心に満ちた眼を日本の風物・習俗に注ぎ、また各層の日本人はかれに容赦なく質問を浴びせた。後日のことであるが、かれの蒐集品に国禁のものが含まれていることが分かり、かれは国外退去を命ぜられ、日本人も多数が取り調べを受けた。いわゆるシーボルト事件である。

かれは日本人を愛し、多くの弟子を育て、あるいは励まし、楠本タキという、もと遊女を妻とし、娘イネをもうけた。一八二九年十二月二十九日(文政十二年十二月五日)、思いを残しながら長崎を去った。

一八五八年（これはウィルヒョウの『細胞病理学』刊行の年）、日本はアメリカ、イギリス、フランス、ロシア、オランダと通商条約を結んだ（その一年前、オランダのポンペが長崎に着任している）。翌五九年、シーボルトは再来日した。娘イネは女医になっており、シーボルトにとっての孫娘もできていた。シーボルトは三年間滞在し、一八六二年、帰国した。七十歳のときミュンヘンで死んだ。晩年のシーボルトの姿を、フランスの作家ドーデーは『月曜物語』（一八七三）中の「盲目の皇帝」で描いている。

『蘭学階梯』の著者大槻玄沢は、一七八六年、芝蘭堂《しらんどう》という私塾を開いた。これは蘭学塾の嚆矢《こうし》であった。そこから多くの蘭学者が巣立った。伊勢の安岡玄真《やすおかげんしん》（一七六九〜一八三四）（のち宇田川と改姓）もその一人であった。この宇田川玄真は『医範提綱』（一八〇五）、『遠西医方名物考』（一八二二）、『和蘭薬鏡』（一八二八）の著者、きわめて多産な、蘭学の雄であった。宇田川玄真に学んだ坪井信道《つぼいしんどう》（一七九五〜一八四八）は江戸・深川で開業するかたわら、日習塾という塾をおこした。その門からは、緒方洪庵《おがたこうあん》（一八一〇〜六三）、箕作阮甫《みつくりげんぽ》（一七九九〜一八六三）らが出たが、こういう人たちは、次代の医学・科学を担うことになる秀才であった。シーボルトに学んだ伊東玄朴《いとうげんぼく》（一八〇〇～七一）と戸塚静海《とつかせいかい》（一七九九～一八七六）は安政五年（一八五八年）将軍家定の病が重いとき、そろって侍医奥医師となり、それから幕府の蘭方禁止が解除された。玄朴はまた、お玉ヶ池種痘所の生みの親であった。

一八三八年（天保九年）、緒方洪庵が大坂の瓦町に適塾《てきじゆく》を、佐藤泰然《さとうたいぜん》（一八〇四～七二）が江戸の薬研堀《やげんぼり》に和田塾を開いた。

洪庵が備中の足守《あしもり》から大坂へ出てきたのは十六歳のときだった。中天游《なかてんゆう》の塾に入った。二十一歳で江戸に出て坪井信道に入門、信道は洪庵の勉強ぶりを見込んで塾頭に任じた。また西欧医学は、「人身の内景」（解剖学）が本、「原生原病の研究」（病理学）がこれに次ぎ、「薬剤治方」（治療学）はさらにその次であることを看破し、洪庵と青木周弼《あおきしゆうすけ》（一八〇三～六三）に病理学書の翻訳・著述を委託して死んだ。洪庵は師の期待によく応え、ハルトマン、フーフェランド、コンスブルフらの著書を参考にして、『病学通論』三巻を編述した。その完成は後日（一八四七）のことである。洪庵はさらに長崎に学び、二十九歳になって大坂の瓦町で「適塾」を開いた。前年の大塩平八郎の乱で北船場は焼け野原であった。

患者も弟子も増えた頃、北浜の商家を買い取って移転、名声は天下に響いた。塾の様子は『福翁自伝』（福沢諭吉《ふくざわゆきち》）で知ることができる。諭吉のほか、大村益次郎《おおむらますじろう》、橋《はし》本左《もとさ》内《ない》、長与《ながよ》専斎《せんさい》、佐野《さの》常民《つねたみ》らがこの塾を出た。福沢は慶応義塾の創設者、大村は明治軍制の樹立者、橋本は広い視野を持った福井藩士（安政の大獄に倒れた）、長与は日本の衛生行政を築いた人、佐野は日本赤十字社の創立者である。「明治」がここで育ったのである。洪庵の非凡な能力、町人の町大坂の熱気がこういう成果をもたらした、といえよう。

洪庵は『病学通論』〔注5〕のほか、フーフェランドの内科書を翻訳、『扶《ふ》氏《し》経験遺《けいけんい》訓《くん》』として刊行した。その完成は一八六一年であった。翌年には『虎狼痢《ころり》治準』も執筆した。「虎狼痢」とはコレラのこと、当時大流行があり、江戸では三万人が死んだといわれる。一八二二年に次ぐ、日本では二度目の大流行であった。

〔注5〕 洪庵が参考にした著作の内、ハルトマンの『病気の理論 Theoria morbi』（一八一四）は十九世紀初めのドイツやオーストリアで教科書として使われた。ロキタンスキーもウィルヒョウもこれで講義を受けた。ドイツ語訳（Theorie der Krankheit）が一八二八年に出ているが、オランダ語訳（Ziekte-Leer）は一年先に刊行されている。ハルトマンはオルミュッツ（現チェコ・オロモウツ）やウィーンで教鞭を執った病理学者。自然哲学の影響を強く受けていた。洪庵もロキタンスキーもウィルヒョウも、同じ本から出発しているところが面白い。またフーフェランドはほぼ同時代のドイツ人、ヨーロッパ中に名を知られた名医でゲーテとも交わりがあった。

一八四九年（嘉永二年）六月、ドイツ人蘭医モーニッケが痘苗をもたらした。モーニッケは聴診器ももってきた。「パリ医学」が長崎にひょっこり姿を現したのである。その年、洪庵たちは痘苗をもらい受け、子供たちに接種を施すとともに、京都、大坂で除痘館が設立された。江戸では医学館の影響もあって（足を引っ張ったのである）、種痘は京都、大坂より遅れ、一八五八年（安政五年）にようやく神田お玉ヶ池に種痘所が設置された。これは漢方医学が凋落《ちょうらく》する、重要なきっかけになった事件である。

佐藤泰然は江戸の生まれ、自身が蘭方家として活躍したばかりではなく、一族から著名な医師を多数出した。泰然は一八四三年（天保十四年）に下総・佐倉に移り、順天堂を創立、洋医学の臨床と教育につとめた。今日の順天堂大学の前身である。

明治の言論人福地源一郎《ふくちげんいちろう》（桜痴《おうち》）が「箕作の血は学者の血、佐藤の血は医者の血だね」と評した、という（玉木存『動物学者箕作佳吉とその時代』三一書房、一九九八）。箕作家は箕作阮甫を始めとして、呉文聡《くれあやとし》、呉秀三《しゅうぞう》（一八六五〜一九三二）、菊池《きくち》大麓《だいろく》など、無数といえるほど、著名な学者を出したが、佐藤家も、泰然からの第一世代に限っても、松本良順《まつもとりょうじゅん》（一八三二〜一九〇七）、林洞海《はやしどうかい》（一八一三〜九五）、佐藤《さとう》尚中《しょうちゅう》（一八二七〜八二）の名が見える。いずれも幕末から明治初期にかけての医学界で重要な役割を果たした人びとである。その後の世代に及ぶと、名のある医師が数知れない。箕作家との間に縁組もあった。

ポンペ（一八二九～一九〇八）はオランダの海軍軍医であった。ペリー来航に驚いた幕府は、江戸に設置した蕃書調所《ばんしょしらべしょ》と並行して長崎に海軍伝習所を作り、オランダから教育隊を招いた。第二次の教育隊に加わって来日したのがポンペである。かれはユトレヒト陸軍軍医学校の卒業生、ジャワでの経験を経て来日した。かれが赴任したのは一八五七年（安政四年）八月、その年の十一月には長崎奉行西役所において、学生に初めて西洋医学を講じた。今日の長崎大学医学部はここに始まった。初めの学生は幕府と諸藩から派遣された少数だけだった。ポンペはそのうち、司馬凌海《しばりょうかい》（佐渡出身、語学の天才）と松本良順（医学所頭取、明治になって初代陸軍軍医総監）に期待をかけたが、かれらもその期待を裏切らなかった。五年後、ポンペが帰国するまでに、百三十三人がその指導を受けた。

ポンペが赴任した一八五七年から、一八七一年（明治四年）までに来日したオランダ医十一名のうち十名がユトレヒト陸軍軍医学校を卒業した軍医であった。オランダが蘭領インド（インドネシア）に土着民のための「ドクタージャワ医学校」を作ったのは一八五一年である。この医学校とポンペの長崎の医学校には、ユトレヒト陸軍軍医学校の影響が強い（石田純郎『蘭学の背景』思文閣、一九八八）。この三つはいわば姉妹校だった。

一八五八年の夏、長崎にコレラが流行し、全国に拡がった（富士川游『日本疾病史』日本医書出版、一九四四）。ポンペは以前から近代式病院の必要を奉行に説いていたが、このコレラが契機となって「養生所」が完成、続いて「医学所」も設置された。

長崎の二代目外人医師はユトレヒト陸軍軍医学校教官のボードゥインであった。かれは眼科学に詳しく、ヘルムホルツの検眼鏡を携えていた。来日したとき、ボードゥインは四十歳であった。一八六五年（慶応元年）、「養生所」は「精得館《せいとくかん》」と名を改められた。その二年後にボードゥインはいったん帰国するが、幕命によって、オランダへの医学留学生として、緒方惟準《おがたこれよし》（洪庵の次男、一八四三〜一九〇九）、松本銈太郎《まつもとけいたろう》を伴った。ボードゥインの功績の一つに、上野公園の生みの親であったことがあげられる。

一八六六年、後任として二十九歳の青年軍医、マンスフェルト（一八三七〜一九一六、やはりユトレヒト軍医学校の卒業生）が来た。しかし、間もなく幕府が瓦解して幕吏は姿を消し、大村出身の長与専斎《ながよせんさい》（適塾で福沢諭吉の次の塾頭、一八三八〜一九〇二）が、新政府によって精得館（のち長崎府医学校）の館長に任命された。かれはマンスフェルトの示唆を受け、「処方箋を写し取る」に留まった従来の医学伝習から理化・解剖・生理・病理と、基礎から組み立てる医学教育への飛躍を図った。なお、後年、Hygieneに「衛生」（『荘子』庚桑楚篇にある）の語を当てたのは長与であって、明治八年（一八七五）、内務省に健康保護を担当する「衛生局」を設置したのに始まる。

5　イギリス医学かドイツ医学か

英人医師ウィリス（一八三七〜九四）は、戊辰《ぼしん》戦争（一八六八〜六九）を通じ、イギリス公使館付医官として活躍した。かれは北アイルランドに生まれ、初めグラスゴー大学医学部に入学、のちエディンバラ大学医学部に移り、一八五九年、同大学を卒業した。ロンドンの病院で外科研修医となったが、ある動機で日本渡航を決意し、一八六一年十一月外務省資格試験に合格し、江戸駐在イギリス公使館の医官に任命された。江戸へ着任したのは一八六二年六月十一日。四月に「寺田屋騒動」があり、八月に「生麦《なまむぎ》事件」を迎えるその間で、世情は騒然としており、実際、着任半月後には、東禅寺イギリス公使館の襲撃がおこった。

一八六八年一月、副領事となった。鳥羽伏見の戦い（戊辰戦争）が勃発したのは、その月の三日であった。ここからウィリスの大活躍が始まるが、当事者たち（官軍も幕府軍も含めて）を感動させたのは、ウィリスの両軍分け隔てなく治療に当たった人道的な態度と、イギリス人同僚医師とともに行った高い水準の医療と、さらに、麻酔・消毒・手術の近代的方法の斬新さであった。なお一八六五年に着任した英国公使パークスが、ウィリスと車の両輪のように、外交力を振るって活躍したことも見逃せない。

こうして明治新政府は、西洋文化の輸入、海外貿易の拡張を計るに当たり、イギリスにたより、その一環として医学もイギリス医学を採用することに傾いたのである。戊辰戦争後、ウィリスは東京の大病院（後の医学校兼病院）、つまりは将来、東京大学になるべき所で、一ヵ年医療と医学教育に携わる契約を結んだ。そのまま事態が進行すればウィリスは東大の教授にも医学部長にもなったはずである。

そこへ事態の急変がおこった。舞台回しをつとめたのは、新政府の医学取調御用掛になった岩佐《いわさ》純《じゅん》（越前、一八三六～一九一二）、相良知安《さがらともやす》（佐賀、一八三六～一九〇六）であった。二人はともに佐倉順天堂、長崎精得館に学んでいる。辞令を受けたとき、そろって三十四歳の青年であった。主に学校は相良、病院は岩佐が担当して、新生日本の進むべき道を決める大任を授けられた。

明治二年十二月、神田の和泉橋通りの医学校（かつてのお玉ヶ池種痘所）は大学東校となり、佐倉順天堂の蘭医、佐藤尚中が大学大博士として最高責任者の地位についた。

相良は医学校創設に当たって、ドイツ医学への転換を考えていた。その回想記にいう。「西洋大学の盛なるものはドイツなり。英仏は害あって利なし。蘭は小国日々に衰うるのみ。蘭英を斥けて独を採るべし」（鍵山栄『相良知安』日本古医学資料センター、一九七三）。ドイツ派が根拠としたところは、蘭方医が学んできた医学書の多くはドイツ書の翻訳であること、長崎の蘭館医には数人のドイツ人がおり、とくにシーボルトが与えた影響は絶大であったこと、医学取調べに当たった役人や、当時の医学校・病院の幹部が、ポンペ、ボードゥイン、松本良順らの流れにある蘭方医で、イギリス医学への親近感を持たなかったことなどで、さらに政府の大官たちが、プロシアの君主政体に魅力を感じていたことも関係したであろう。

イギリス派もむろん強力であった。戊辰戦争におけるウィリスの活躍に恩義を感じていた人は多かったし、英学は蘭学にかわって洋学の中心になりつつあった。福沢諭吉も「医学の範をドイツに採るがごときは、人の子を毒するもの」と英国医学の採用を主張した。医学校の内部にも英国派の教授がいたし、漢方医もドイツ医学の採用に反対した。

大学南校の教頭であったアメリカ人フルベッキが、現在の医学は「ドイツ、とくにプロシアが第一」と意見を述べたことは、秤《はかり》をドイツ側へ傾かせる動因になった。〔注6〕

〔注6〕 イギリスの医学史家ワーボイスは、こう書いている。日本の支配者に対して、西欧医学の二つの大潮流が選択を迫っていた。一つは英国の、病院に基礎を置く、臨床指向の医学、これはウィリスの名声と、英国の外交上の立場を頼みにしていた。もう一つはドイツの、大学に基礎を置くシステムで、これは科学的訓練と研究室の仕事には絶好であり、そのころ世界を牛耳《ぎゅうじ》る位置にあると思われていた。そして、後者が選ばれた。

ちょうどいま「新幹線」とか大規模工事にいくつかの国が、援助その他の名目で入札を競うように、当時、売りに出ていたのはイギリス、ドイツ、この二つの新教国の医学だった。フランスやアメリカの名は見えない。フランスは、クロード・ベルナールやパストゥールが科学の停滞を嘆いていた、その時期に当たっている。またワーボイスは、一般的な事情としてこう指摘する。「西欧医学を採用する決定は、支配者あるいはエリート・グループによって、一般民衆の健康を改善することより、かれら自身の立場を強固にする手段としてなされることが多い」(『西洋医学の拡散』一九九七)。

一八六九年（明治二年）二月二十三日、相良と岩佐は、太政官《だじょうかん》にドイツ医学採用を進言する機会を持った。

「知安下レッ」。一声叫んだのは相良の旧主鍋島侯であった。明治二年とはいえ「殿の叱声」である。知安は「しばらく平伏したまま、どうしても頭が上がらなかった」と後に語っている。こういう廟議の末（鍋島侯は別にイギリス支持ではなかった）、ドイツ医学採用が決まった。ここでも選択は、民衆の健康を改善することより、支配者の立場はどちらが強固になるか、という観点で貫かれていたことは明らかである。

思うに、アメリカでも、十八世紀以降、医師の主な留学先はエディンバラ、パリ、ドイツと変わり、第一次世界大戦に至った。しかし、そういう変転のけじめにおいて、どこかで「知安下レッ」に類した瞬間があったとは思えない。これはきわめて日本的な風景なのである。

ウィリスの処遇は、西郷隆盛の鹿児島藩が引き受けた。同藩は一八六九年十二月、ウィリスを迎え、「西洋医学」を創設、翌年これを鹿児島医学校（のち鹿児島県医学校）と改めた。東京慈恵会医科大学の創設者高木兼寛《たかぎかねひろ》はこの医学校で明治三〜四年、ウィリスに医学と英語を習った。その明治四年にはドイツからホフマン、ミュラーの両教師が東校（のちの東大医学部）に着任、東大はドイツ医学の拠点となった。

ウィリスについては鮫島近二『明治維新と英医ウィリス』（一九七三）がある。その中に、一九四二年秋、ウィリスの児孫を奈良の富雄村に訪ねる感動的な記述がある。戦争の中で、このお孫さんはどうされただろう。恙《つつが》ないことを祈りたい。

6　明治のお雇いドイツ人教師たち

一八七一年（明治四年）夏の日、ミュラーとホフマンが東校に着任した。予定より赴任がおくれたのは普仏戦争の影響であった。ミュラーはボン、ベルリンで学んだ外科医、当時四十九歳であった。ホフマンはブレスラウ、ベルリンに学び、内科のトラウベの助手をつとめた。普仏戦争では大いに活躍した。来日時、三十三歳であった。ミュラーの初登庁は、かれ自身、軍医の正装でドイツ騎兵の一小隊が随行するという華々しいものであった。「指導的人物の来日を求められたドイツ政府は軍医を提供した。かれらは日本の文化に適応しやすいだろうし、軍隊における地位は、医学の専門知識以上の権威をかれらに付与すると思われたのである」（ワーボイス）。

ミュラーの回想によると、「学生は大きな机に十人か十六人ずつ坐っていて、めいめいが火鉢とタバコとキセルを持っていた。かれらは勝手な章を東洋的な吟唱法で朗読し、ユダヤ教会であるかのような印象を受けた」。こうしてドイツ医学研修が始まったのである。

明治の来日ドイツ人医師の中で、その貢献がとくに著しかったのはエルウィン・ベルツ（一八四九〜一九一三）である。東大内科教師としての活躍は二十六年におよんだ。小川鼎三はベルツを「日本医学の父」と呼んでいる。ベルツと並んで外科教師として、やはり二十年を捧げたユリウス・カルル・スクリバ（一八四八〜一九〇五）は外科学界の恩人である。かれはハイデルベルクの卒業生、ジモン教授の助手のあと、外科講師になった。やっと軍医ではなく、専門の内科医、外科医による医学教育が始まったのである。

ベルツは一九〇一年十一月、在職二十五年を記念する祝典で行った演説の中で次のように述べた。

私の見るところでは、西洋の科学の起源と本質に関して、日本ではしばしば間違った見解が行われている。科学は有機体であり、それが育ち、繁栄するには一定の気候、一定の環境が必要である。西洋では何千年もかけてこの有機体が培われてきた。〔この三十年間に西洋各国から来た教師たちは〕科学の樹を育てる人たるべきであり、またそうなろうと思っていたのに、かれらは科学の果実を切り売りする人として扱われた。日本人は科学の成果を引き継ぐだけで満足し、その成果を生み出した精神を学ぼうとしない。

「皮相上滑りの開化」（夏目漱石）を、ベルツもまた強く批判したのである。

7　明治日本の医学事始め

一八八二年（明治十五年）、東京帝大の三浦守治《みうらもりはる》（一八五七〜一九一六）は「病理学、病理解剖学」を学ぶ目的でライプチヒに向かって出発した。ライプチヒが選ばれたのは、ウンダリヒの教え子、ベルツの影響があったのであろう。三浦にとって、またライプチヒの病理学者コーンハイムにとっても不幸だったのは、三浦が到着して間もなく、コーンハイムが病気にたおれたことだった。三学期のちに三浦はライプチヒからベルリンへ移り、ウィルヒョウの下に三年半学んだ。その精励は驚くべし、その仕事がウィルヒョウの「アルキーフ」に六篇掲載された。三浦は東大病理の初代教授になった。三浦と同級の森林太郎は二年後にやはりライプチヒを目指したが、かれは衛生学のホフマンに学ぶためだった。北里柴三郎（一八五二〜一九三一）もその翌年渡欧してベルリンへ赴き、コッホの弟子になった。

東大病理の二代目、山極勝三郎《やまぎわかつさぶろう》（一八六三〜一九三〇）も学窓を出てドイツへ留学した。コッホが発明したツベルクリンの調査、というのが政府がかれを派遣した表向きの理由であったが、かれは三年間、すでに老齢のウィルヒョウの下で学び、病身をおして実験的タール癌、胃癌発生論、台湾のペストなどで業績を上げた。

こうして日本医学を背負うべき人びとが、明治初期から続々とドイツを目指した。その傾向は第二次世界大戦の勃発まで続いたのである。

例外の一人に野口英世《のぐちひでよ》（一八七六〜一九二八）がいる。かれは長谷川泰《はせがわたい》（一八四二〜一九一二、佐藤尚中の弟子、つまりポンペの孫弟子）が設立した済生学舎を卒業（一八九七）、北里の伝染病研究所に勤務したあと、一九〇〇年渡米した。なんの縁故もなかったが、幸いヘビ毒の研究が認められ、ロックフェラー研究所の所員になった。かれは梅毒スピロヘータを研究し、進行性麻痺と脊髄癆《せきずいろう》の原因が梅毒であることを突き止めた。黄熱病を研究し、アフリカのガーナで感染して殉職したが、かれは特異な歩みを残した明治人物史の一人である。

私塾・済生学舎は一八七六年開校、一九〇三年の廃校まで、苦難の歴史を辿った。東京女医学校（のちの東京女子医大）を創立した吉岡《よしおか》弥生《やよい》（一八七一～一九五九）も、この門に学んだ（一八八九～九二）一人である。

第十二章　戦争の世紀、平和の世紀

黒海沿岸のシノペのディオゲネスには多くの逸話がある。アレクサンドロス大王との対話も残っているから、およその時代は察しがつく。ラエルティオスの『ギリシア哲学者列伝』（加来彰俊訳、岩波文庫、一九八四〜九四）によると、かれは「どこの国の人か」と訊ねられて、「世界市民 *kosmopolites* だ」と答えた。*kosmos* は世界、*polites* は市民である。世界というポリス（都市、町）の者だとも読み替えられよう。ローマ時代の哲学者エピクテトスにも同じ意味の発言がある。古代ギリシアに由来する西欧医学が、二千数百年の歩みを経て、いま世界医学 cosmopolitan medicine とも呼ばれるのは、永遠の未来を生きたディオゲネスやエピクテトスの志が花開いたともいえる。私たちも、医学を語り、実践するその瞬間は、コスモポリタン、世界市民なのである。

二十世紀は「戦争の世紀」であった。二度の大戦がたたかわれた。殺戮の規模も桁外れになった。ドイツ人の戦死者を数えた資料では、一八六六年のプロシア・オーストリア戦役では千九百人、第二次世界大戦では四百二十万人に上る。その大戦は日本の市民に投下された原子爆弾で終わった。大戦中はナチスの大殺戮、日本軍の細菌戦実験、旧ソ連の無惨な粛清があった。第二次世界大戦後も、大義なき戦争が何度もたたかわれた。

ドイツのニュールンベルクで、戦時中の人体実験に関与した医師、関係者の裁判が行われ、その判決文が「ニュールンベルク綱領」（一九四六）となった。その中で強調されたのは、被験者の「知らされた上の同意」（インフォームド・コンセント）である。その原則は一九六四年の世界医師会の「ヘルシンキ宣言」にも受け継がれ、それは、現代の「ヒポクラテスの誓い」であり、医療が「倫理」に立脚すべきことを、医師たちが確かめ合ったのである。

一九五七年七月、「ヒトという種《しゅ》の一員として集まった」ラッセル、アインシュタイン、ジョリオ・キューリー、湯川秀樹ら十一名の科学者が、カナダの小村パグウォッシュにおいて声明を出したのも、核戦争が迫りつつある情勢を憂えてのことであった。

しかし、人類の未来には依然として暗雲が漂っている。次の大戦のあとは、地球は生存には不向きな惑星と化すだろう。二十一世紀は「平和の世紀」にしなければならない。もしそれができなければ、「ホモ・サピエンス」（知性人）の名は返上して「ホモ・エレクトゥス」（起立人）だけに甘んじるしかない。国家が利己的な国益で相対したら、戦争は避けられない。「平和」はそもそも国家を超えた発想であり、それは現代の「ディオゲネスとエピクテトス」の志なのである。医学者が果たす役割はきわめて大きく、期待がかかっている。

1　生理思想の発展

生理学でも病理学でも、二十世紀は前世紀にもっぱら行われた個別（器官別、系統別）かつ解析本位の研究に反省が生まれ、全体・総合に目を向ける風潮が芽生えた。二十世紀の前期、ロシアのパヴロフ、イギリスのシェリントン、アメリカのキャノン、カナダのセリエなどは、生体の統一的な理解を目指し、特異な生理学を建設した。

パヴロフ（一八四九〜一九三六）は条件反射学（高次神経活動の生理学）の開拓者である。ペテルスブルグの大学で化学と生理学を学んだかれはドイツへ留学、ルートウィヒの下で循環生理学、ハイデンハインの下で消化生理学を学んだ。パヴロフは食餌による唾液分泌のような生理的な反射に音響・視覚などの条件刺激を結合することで、条件反射が形成される、という観察から出発し、従来まったく未開拓だった大脳半球の活動にメスを入れた。社会的に困難な情勢の中で、かれは高齢に至るまで研究に励んだ。

パヴロフの妻は作家ドストエフスキーの知己で、夫のために生涯献身した。

日本からも林髞《はやしたかし》（一八九七〜一九六九）ほか、少数の医学者がパヴロフの許に学んだ。パヴロフの『大脳半球の働きについて』は川村浩の邦訳で岩波文庫（一九七五）に収められている。

シェリントン（一八五七〜一九五二）は、ケンブリッジを卒業（一八九三）した後、生理学を専攻した。かれは神経生理学と脳局在説を学ぶ目的でドイツへ行き、ベルリンでウィルヒョウおよびコッホ、ストラスブルクでゴルツの研究室で仕事をした。かれは「シナプス」という観念を導入したし、神経活動が反射弓を基本の単位とする「統合的な働き」であることを明らかにした。『神経系の統合作用』その他の名著を残している。

二十世紀初頭、ベイリス（一八六〇〜一九二四）とスターリング（一八六六〜一九二七）はロンドンで協力して研究、セクレチン（上部小腸で分泌されるポリペプチド）を発見し、「ホルモン」という概念を創出した（一九〇五）。これに先立ってスターリングは血管・組織間で液が交換されるメカニズムを発見、毛細血管壁が半透膜であるという仮説（一八九六）によって説明した。この理論は今日でも一般に用いられている。

アメリカの神経学者、生理学者W・B・キャノン（一八七一〜一九四五）は、X線（レントゲンによるその発見は一八九五年）を生理学の研究に使い、ウィリアムズとともに、バリウム塩を使った消化管の造影検査を開発した。生理学者としてのキャノンの名を不朽にしたのは「ホメオスタシス」（生理的恒常性の維持）という観念である。その考えはクロード・ベルナールの「内的環境の安定性」を引き継いでいるが、『疼痛、恐怖、飢餓、激怒における体の変化』（一九一五）や『からだの知恵』（一九三二、邦訳は、館鄰・館澄江訳、講談社学術文庫、一九八一）の著者キャノンは、交感神経ないし交感神経・副腎系を調節活動の担い手と見なした。

ノーマン・カズンズの『笑いと治癒力』（松田銑訳、岩波書店、一九九六）に、著名な感染生物学者ルネ・デュボス（一九〇一〜八二）は「人間の治癒力」の一文を寄せているが、その中で、「自然治癒力」はホメオスタシスより複雑で、かつ強力であることを指摘している。ホメオスタシスは神経・筋の機能変化が主だが、自然治癒は、結合組織の反応（例えば炎症）や組織の再生、免疫の獲得を伴う、より持続的な修復過程だからである。

「ストレス学説」のセリエ（一九〇七～八二）はウィーンで生まれ、プラハのドイツ系大学で教育を受けた。一九三一年渡米、その翌年モントリオールに移った。かれは、生体が非特異的な侵襲に対しておこすストレスの過程を、ACTH（副腎皮質刺激ホルモン）の分泌を含む、一連の適応現象として理解した。強いストレスが持続して生体が「疲れ果てる」と心血管系その他の病気が発生することを実験的に明らかにした。この考えは広い臨床的応用へと発展した。

ウィーナー（一八九四～一九六四）はアメリカの数学者、その「サイバネティックス」理論は、生体内のフィードバック（制御）機構の理解を著しく前進させた。『構造・安定・変動』（一九七一）の著者イリヤ・プリゴジーン（一九一七～）はベルギーの化学者、『構造の安定と形態生成』（一九七七）の著者ルネ・トム（一九二三～）はフランスの数学者であるが、かれらも生物学に新しい発想を注入した。二十世紀は従来の枠を越えて、こういう隣接分野の研究者が医学・生理学の研究に加わった時代である。

2　内分泌学の進歩

ホルモンとは「起動するもの」という意味のギリシア語に由来するが、内分泌腺の産物という意味で使ったのはスターリングである。かれはベイリスとともに、「ホルモン」が体機能を調節している、という考えを広め、それは体液思考の復活ののろしになった。

二十世紀の初期、大きな進歩があった。トロントのバンティングとベストによるインスリンの分離（一九二一）である。これによって糖尿病の予後はまったく姿を変えた。

「内分泌学、とりわけ糖尿病学の歴史の中で最大の発見」という膵剔糖尿病《すいてきとうにょうびょう》が発見（一八八九年、ミンコフスキーとメーリング）されてから三十年以上も経ていた。イヌの膵臓《すいぞう》を剔除《てきじょ》するとなぜ糖尿病になるのか、ミンコフスキーはそれを「膵臓の未知の機能の欠落」のためとした。「未知の機能」は膵島《すいとう》が担っていた（一九〇一、オピー）。膵島というのは、ウィルヒョウ門下のランゲルハンスが見つけた（一八六九）もので、ランゲルハンス島と命名したのはフランス人ラゲッスである。そうして二十世紀になり、死が迫った糖尿病の少年を、膵臓エキスの注射で救ったのが医師バンティングだった。

スイスのヌーシャーテルに生まれたボヴェ（一九〇七〜　）による抗ヒスタミン剤の開発（一九三七年以降）、筋弛緩剤《きんしかんざい》サクシニルコリンの発見も薬物学の上で大きな出来事であった。しかし、副腎皮質ホルモン（コーチゾン）ほど人類の薬嚢《やくのう》を豊かにした薬剤は少ない。コーチゾンの発見はアメリカの医師ヘンチ、化学者ケンドール、スイスのバーゼルの化学者ライヒスタイン（ポーランド人）の功績である。

ケンドールはすでに一九一四年、サイロキシン（甲状腺ホルモン）の単離に成功していたが、かれの名を不朽にしたのは副腎皮質ホルモンの化学についての研究であった。スイスのライヒスタインも、これとほぼ平行して、しかし独立に研究していた。

ケンドールもヘンチもメイヨー財団に属していた。ヘンチは関節リウマチを軽快させる因子が人体内にある、と考えており、ケンドールが分離（一九三四）したコーチゾンの臨床応用を実施した（一九四八）。この間に十年以上かかっているのは、戦争があったし、大量生産に手間取ったからである。一九四九年、ケンドール、ヘンチらは、副腎皮質ホルモンと下垂体の向副腎皮質ホルモン（ＡＣＴＨ）の関節リウマチに対する卓効を発表した。数年後、コーチゾンとＡＣＴＨが万能薬ではないことへの失望が拡がったとき、ヘンチは冷静だった。かれは言った。「私が記述したこと、それは新しい薬ではなく、関節リウマチのメカニズムに対するホルモンの作用なのです」。ヘンチとその共同者たちは、外から投与すべき薬剤を開発したのではなく、内なる生理要素としてのホルモンを分離、応用した。それは、体が持つ本来の「治癒過程」の抽出物といえる。古代から人類は「自然治癒」ということを知り、それに信頼を置いてきた。そのメカニズムの一部が、「コーチゾンとACTH」という姿で人びとの前に現れたのだ。私たちの理解が及ばない範囲が、いまでも「自然治癒」と呼ばれているが、それは無限の鉱脈であり、私たちの存在も希望も、むしろそこにかかっているのである。

この時期、副腎皮質ホルモンの研究と、車の両輪のように、ステロイド化学を進歩させたのは、性ホルモンの研究であった。一九二〇年代以降、ドイツのブテナントらは、エストロゲン、テストステロン、プロゲステロンを次々と単離、構造を決定した。こういう知識が、受胎調節法の発展を促した。避妊薬ピルの開発もその一例である。

3　栄養とビタミン

二十世紀医学の成功の一つに、ビタミンの発見が挙げられる。

ビタミンの研究は始め支持者が少なかった。細菌学が優勢で、すべての病気は細菌によるという固定観念があった。また栄養については、生理学者フォイト（一八三一〜一九〇八）やルブネル（一八五四〜一九三二）が、エネルギー代謝や栄養素（タンパク質、脂質、糖質）の必要量を研究するなど、大まかな量的観念が風靡《ふうび》していた時代であった。ミュンヘンに衛生学教室を作ったペッテンコーフェル（一八一八〜一九〇一）もフォイトと共同研究をした一人、ルブネルはベルリンの衛生学初代教授である。

日本人の脚気《かっけ》は結核と並ぶ国民病であったが、とくに兵士にこれが多発し、軍事力を著しく損耗した。鹿児島の医学校を出て、イギリスに留学した海軍軍医高木兼寛は、米食の廃止、麦食給与が脚気を防ぐことを実地に示した。一八八五年（明治十八年）以降は、海軍兵士からほとんど脚気患者が消失した。しかし、陸軍は東大とともに、脚気病原菌説をかたくなに守り、白米の給与を続けたため、日清・日露戦争でも多数の犠牲者を出した。陸軍の森林太郎、東大の青山胤通《あおやまたねみち》は「頑迷な秀才」（板倉聖宣）の代表だった。

そのうち、オランダ人のエイクマンは、脚気とよく似たニワトリの末梢神経炎が米ヌカの投与で治ることを発見した（一八九七）。一九〇六年、アメリカのホプキンズは三大栄養素とともに健康に必須な「補助的食餌因子」の観念を発展させ、一九一二年、ポーランド出身の生化学者フンクはそれを「ビタミン」と命名した。日本の鈴木梅太郎も一九一一年、「新栄養素」の観念を提唱した。すでに一七四七年、リンドは英国海軍で壊血病を防ぐのに、食餌にある成分が必要であることを指摘したが、あれがビタミン（ビタミンC）だったのであり、米ヌカの有効成分（エイクマン）はビタミンBだったのだ。

つまり、動物はカロリーが足りており、タンパク、脂肪、炭水化物のすべて正しい量を含んでいても、やはり合成食餌では育たない。自然の食餌には、成長にも健康の維持にも必須な微量の成分がある、それがビタミンなのである。

やがてビタミンの一連の系列が発見され始めた。発見年次に従ってA・B・Cなどと命名されたが、さらにB_1・B_2などと細分化され、また乳汁分泌 lactation からビタミンLとするように、機能から名づけられたものもある。古くから知られたくる病についても、一九一七年、ヘスとウンガーが、タラの肝油または紫外線照射のくる病予防効果を証明、マッカラムのグループは一九二二年、抗くる病性のビタミンDを分離した。

二十世紀の最初の二十年間、悪性貧血の診断は、糖尿病と同じく、死の宣告とほとんど同じだった。二次性貧血の普通の形とは違って、鉄塩の投与にはまったく反応しない。一九二〇年代の初め、ハーヴァード大学のミノーは、病理学者ホイップルが示した、生のウシ肝が実験的貧血に及ぼす効果に関心を持った。かれは同僚、マーフィとともにその臨床応用に取りかかった。一九二六年、その成功を報告することができた。一九四八年、アメリカとイギリスで活性物質であるビタミンB_{12}が肝臓から分離された。

第二次世界大戦後、大量消費の時代がやって来た。消費と飽食を神聖視する社会では、肥満児の出現、糖尿病や痛風などの増加、廃棄物処理の行き詰まりなど、多くの問題を生じている。二十世紀の初め、労働に必要なカロリー、栄養物の算出が問題だった栄養学は視点が逆になり、摂取した食餌を消化・代謝するために必要な労働を計算する時代になった。

4　病理思想の動向

　十九世紀の末、二つの単細胞生物が、医学・生物学の覇権を求めて競った。一つは核をもつ「細胞」であり（細胞病理学）、一つは核のない「細菌」である（病原細菌学）。

　二十世紀になると、細胞病理学とはいっても、器官、組織、細胞と細分した見方を、もう一度生きた個体へ戻そうという動きが、いろいろな形でおこってきたし、病原細菌学の方も、免疫やアレルギーの問題をきっかけに、生体側の条件が重視され始めた。

　ドイツの病理学は、ウィルヒョウの次々世代、フライブルクのアショフ（一八六六～一九四二）とベルリンのレスレ（一八七六～一九四二）が、二十世紀前半を代表した。アショフは刺激伝導系や細網内皮系を解明した。どちらも個々の細胞ではなく、それぞれ一定の機能を担う「細胞の系統」である。刺激伝導系では日本人の田原淳、細網内皮系では清野謙次が大きな役割を果たした。レスレは、現行の「パラフィン切片の乾燥固体病理学」を批判し、液性要素を含めた間質の意義に注意を向けた。かれはアレルギーや病巣感染（慢性の炎症巣が遠隔の部分におこす変化）を研究したが「病巣感染」の研究には、鈴木遂が協力した。一九二三年、空前のインフレーションのさなかだが、レスレはドイツ病理学会で『炎症について』という古典的な報告を行った。四〇年代アメリカでクレンペラーが提唱した「膠原病《こうげんびょう》」の系譜は遡るとレスレに至るのである。レスレの友人ヒュック（一八八二～一九六二）は、ゲーテの形態学的思考を病理学の基礎にした。こういう古典病理学は第二次世界大戦が終わるころ、ほぼ使命を終えた。

生物学には、「ホリズム」という名で、生体は個別の要素への分割を許さない、生体は成分の和以上のものだ、という考えが根強くある（スマッツ、J・S・ホールデーンなど）。この思想が病理学と結びつくと、「解剖学的思考、つまり体の一部への病気の局在」に拘泥せず、むしろ神経系やホルモン系による統合作用や、体液の役割、あるいは遺伝や体質を重視する考え方になる。この観点の病理学は、主に臨床家の著作として実った。それらは解剖学、生理学、遺伝学、内科学、さらに精神医学や心身医学なども含めた、新たな「病態生理学」の試みであった。ここではリッカーの『関係病理学』（一九〇五）、ベルクマンの『機能病理学』（一九三六）、ホッフの『臨床生理学・病理学』（一九六二）だけ挙げておく。リッカーは血管運動神経と体液と細胞から病理学を構築した。ホッフは言った。「あらゆる生命が心的・肉的な統一体であるように、病気もまた、心的・肉的な現象である」。

第二次世界大戦後、アメリカの病理学が日本に圧倒的な影響を及ぼしたが、いくつかの特徴をあげると、第一に、臨床分科の発展と結びついた器官別病理学が成立した。『心臓・血管の病理学』(グールド、一九五三)、『神経病理学』(グリーンフィールド、一九五七)を始め、皮膚病理学、産婦人科病理学などの単行書が現れ、専門家が育った。第二に、医学における剖検の地位が徐々に低下し、代わりに手術材料を対象とする生検(細胞診を含む)が病理学者(病理医と呼ばれるようになる)の「日常業務」となった。解剖学と外科との伝統的な結びつきは、この面からますます強固になった。第三に、病理学者の研究関心は、解剖材料から離れ、免疫学や生化学と結びついた実験病理学が中心になった。

5　感染と人間

十九世紀の「細菌の狩人」たちは、もちろん二十世紀になっても、その手をゆるめなかった。しかし、重点は微生物と生体との交渉に置かれるようになった。その第一は化学療法、つまり微生物に対抗する薬（魔法の弾丸）を発見すること、第二は免疫、つまり体がもともとそなえている、微生物に対する対抗するメカニズムを、もっとよく理解し、より有効に利用すること、この二つに研究は集中した。まず化学療法について述べよう。

一九一〇年、エールリヒは秦佐八郎とともに、梅毒スピロヘータに対するサルヴァルサンのテストに成功した。それが化学療法時代の始まりを告げた。

次はスルホニルアミド剤の登場であった。一九三二年、ドイツの細菌学者ドーマクは、赤色色素プロントジルが、レンサ球菌感染に有効、と発表した。その有効成分はスルホニルアミドであることが分かり、その誘導物質が数多く合成されて、より大きな効力、より広い抗菌範囲、より低い毒性を競い合った。

その前になるが、一九二九年に劇的な事件がおこった。イギリスの細菌学者フレミングが、アオカビがブドウ球菌の発育を阻止する物質（ペニシリン）を産生することに気づいたのだ。これが実用になるには十年の歳月が必要だった。ペニシリンを純粋な形で分離しなければならなかったし、臨床的に有効であることが確認されなければならなかった。フローリーとチェーンがこういう問題を解決した。第二次世界大戦が始まり、大量の需要が見込まれる中、アメリカの協力で工業生産に成功した。

一九四四年、ワックスマンたちが、土壌内の放線菌の培養から、結核菌に有効なストレプトマイシンを発見した。こういう、微生物由来の抗菌物質は抗生物質 antibiotics と呼ばれるようになった。抗結核剤としては、やがてパラアミノサリチル酸、イソニアジド、リファンピシンが加わり、それらの併用療法がさかんになった。五〇年代には、クロラムフェニコール、テトラサイクリンなど、新しい抗生物質の登場が相次いだ。

二十世紀終盤の新しい事態は、抗生物質が無効な感染症の増加である。無効にする最大の原因はもちろん耐性である。薬剤投与の過程で耐性菌が出現し、これが感染の中心になると化学療法剤は効かない。結核の場合、八〇年代以降、複数の抗結核剤に耐性を示す菌による感染例が増加した。また、ブドウ球菌のような代表的な化膿菌には、ペニシリンについでメチシリン、セファロスポリンCのような半合成ペニシリンが導入されたが、やはり八〇年代以降、これらに対する耐性菌が出現、院内感染の原因にもなり、問題は深刻である。抗生物質を無効にするもう一つの原因は、副腎皮質ホルモンの投与やＨＩＶ（ヒト免疫不全ウィルス）感染によって、体が本来の抗感染作用を失うことである。

ウィルスは十九世紀末、病原微生物の新顔として加わった。一八九八年、オランダのバイヤインクはタバコモザイク病の病原体が細菌濾過器を通過することを認め、ウィルスと名づけた。間もなく、黄熱、狂犬病、牛痘、豚コレラなどのウィルス病が発見された。

十九世紀が終わるまで、肝炎の多くは十二指腸の炎症が総胆管開口部に及んでおこる閉塞性黄疸と見なされていた。二十世紀に入って、「注射器肝炎」の形で感染する肝炎があることが分かり、第二次世界大戦後になると、伝染性肝炎と血清肝炎の二種類も認識された。マッカラム（一九四七）はこれらをA型肝炎、B型肝炎と呼んだ。六〇年代になると、オーストラリア抗原の形でB型肝炎ウィルスの一部が発見された。七〇年代末にはA型肝炎ウィルスも同定され、ワクチンの製造も可能になった。八〇年代にはC型肝炎ウィルスも遺伝子工学の手法でとらえられ、遺伝子配列まで解読された（一九八九）。

細菌・ウィルスといった微生物は、地球上で人間よりはるか以前から棲息している、いわば大先輩の存在である。かれらとの共生のしかたを、まだ人間は本当には理解していない。二十世紀の初め、人間が病原微生物を「征服」したような錯覚を抱いたこともある。しかし、そういう態度で接しては、かれらは桁外《けたはず》れに手ごわい強敵である。「日和見《ひよりみ》感染」という形で、常在菌までも人体にそむき始めた。どんな薬剤を開発しても、細菌は立ちどころに耐性株を作って対応する。「細菌の逆襲」（吉川昌之介）が始まったのである。共生の新たな様式への手探りはまだ始まったばかりである。

6 免疫学の進展

免疫は、二十世紀の初め、感染に対する体の抵抗としてのみ理解されていた。世紀半ばになると、それは動物の生理にもっと広く関係すること、とくに、生体が自己と非自己を判別し、非自己を排除して自己のアイデンティティを守る重要な手段であることが認識された。臓器移植に伴う拒否反応は、こういう免疫の意味合いが表面化したのである。

十九世紀末には、ベーリングと北里柴三郎（一八九〇）が血清中の抗毒素、メチニコフ（一八八四）が免疫反応における食細胞の役割を発見し、液性、細胞性という、免疫反応の両側面が姿を現すと共に、どちらが優位なのか、という論争がされた。やがて抗原抗体反応などの免疫反応が、診断法として利用され始めた（一九〇六年、ワッセルマンによる梅毒血清反応、一九〇八年、結核症に対するツベルクリン反応）。

細菌性の病気に対するワクチン接種は、チフスに始まった（一八九七）。結核のワクチンは一九〇八年、パストゥールの弟子カルメットとゲランが結核菌の無毒株から作った（ＢＣＧ）。一九三〇年代には破傷風とジフテリアの予防用ワクチンも作られた。

三〇年代に、組織培養や電子顕微鏡がウィルスの正体を明らかにし、黄熱、インフルエンザ、ポリオに対するウィルス・ワクチンが作られた。

第二次大戦が終わるころまで、リンパ球の機能は判っていなかったが、一九四五年アメリカの研究者が、それが免疫反応をうけもつ細胞であることを報告した。そうして六一〜六五年くらいの間に、免疫系に二系統（細胞性免疫と液性免疫）があり、これを担当するリンパ球にもＴ、Ｂの二系統があることが判った。先天的なＢ細胞系の欠陥、Ｔ細胞系の欠陥があることも知られてきた。これに対して、後天的な免疫不全は、ある種の感染症や腫瘍《しゅよう》の経過中や、免疫抑制剤や副腎皮質ホルモンの投与によるものなどが知られていたが、八〇年代に、新顔のエイズ（ＡＩＤＳ、後天性免疫不全症候群）が登場した。

それが発見されたのは一九八一年、アメリカの成人男子にカリニ原虫による日和見感染、カポジ肉腫が見つかったのがきっかけだった。まもなく、こういう病気が伝染するものであり、症状の基礎にあるのは免疫状態の著しい低下であることが判った。八三～八四年にかけて、フランス、アメリカの研究者によって病原体が確定され、八六年「ヒト免疫不全ウィルス」（ＨＩＶ）と命名された。それは疫病の形で蔓延し、九六年末には全世界で約二千八百万人が感染している、と見積もられている。伝染の主な経路は、性行為、血液（注射針、血液製剤、輸血）、胎盤（母子感染）である。

免疫の一つの側面としてアレルギーがある。ジフテリアの子供に、ウマが作った免疫血清を注射して治療（つまり受動免疫）をする内に、子供に蕁麻疹《じんましん》とか発熱がおこる。子供はウマ血清という異物に対して反応したのである。始めこの症状は「血清病」と呼ばれていたが、これを観察した小児科医ピルケー（一九〇六）は、これを「アレルギー」という言葉で表現した。普通の免疫も含めて、生体の本来とは違った働き（*allos-ergon*）をすべて「アレルギー」と呼ぼう、という提案だったが、今日では免疫反応のうち、個体に不利になるような反応だけをこう呼ぶ習慣になっている。

免疫に関与する細胞（食細胞、二系統のリンパ球）とその共同の様式、無数の外来抗原に対して抗体を作る機序、遺伝子との関わり合いなどは現在の免疫学の中心課題となっている。

7　生化学と分子生物学

一九四〇年代には、「医化学」という言葉が使われていた。それは十九世紀のリービッヒに由来する学問で、その医化学が生理化学を経て生化学になった。生化学は、代謝、呼吸からホメオスターシスに至る、生理過程の化学反応を扱うし、これに対して分子生物学という分野は、炭水化物、脂質、タンパク質、核酸などの巨大分子の構造を解明しようとしていた。しかし、四〇年代以降、生物学者が核酸から遺伝子の問題へ焦点を定めると、構造と機能は一つになり、生化学と分子生物学は合流した。

フィッシャー（一八五二〜一九一九）とかオストワルト（一八五三〜一九三二）といったドイツの化学者は、十九世紀末から二十世紀初頭における生物化学の担い手であった。フィッシャーは尿酸やポリペプチドの構造決定や合成によって、オストワルトは物理化学、とくに溶液論によってタンパク研究に貢献した。

一九二〇年から五〇年にかけて、タンパク質の結晶化、ペプチドの合成法、クロマトグラフィーの技術が進歩し、サムナーが酵素ウレアーゼの結晶化に成功して酵素の本質を解明、サンガーらはインスリンのアミノ酸配列を決定した（一九五五）。ドイツのワールブルクは検圧計を考案し、呼吸と解糖、呼吸酵素について重要な研究をした。また、アメリカのポーリングは化学結合論の研究で著明な業績をあげた。かれは免疫抗体の構造と反応も研究し、タンパク質のらせん構造の研究もしたが、ワトソンとクリックが先んじた。

一九四〇年代には、エーヴリーらが、肺炎双球菌の莢膜《きょうまく》の有無という形質がDNA（デオキシリボ核酸）によって決定されることを明らかにした。メンデルが予測した遺伝子とはDNAだったのである。DNAという物質は、すでに一八六九年にミーシャーが発見していた。この核酸にプリン体のグアニン、アデニン、ピリミジン体のチアミンが含まれていることを証明したのはドイツのコッセル（一八五三〜一九二七）である。

アメリカの分子生物学者ワトソンは、E・シュレーディンガーの『生命とは何か』（岡小天・鎮目恭夫訳、岩波新書、一九五一）に魅せられて、「遺伝子の秘密をみつけだす」ことを自分の使命とした。かれはイギリス・ケンブリッジでクリックとともに核酸の分子構造の研究に没頭し、一九五二年「二重らせんモデル」を完成、その結果は一九五三年四月号の『ネイチャー』誌に短報として掲載された。短報にもかかわらず、それは『種の起源』に匹敵する影響を生物学に及ぼした。

五〇〜六〇年代に判明したことであるが、ＤＮＡはタンパクにおけるアミノ酸配列をコントロールするが、その際ＤＮＡが直接の鋳型になるのではなく、ＤＮＡの遺伝情報は、タンパクの鋳型として働くほかの分子に転写される。この介在する鋳型がＲＮＡ（リボ核酸）である。ＤＮＡ→ＲＮＡ→タンパクという流れは「セントラル・ドグマ」と呼ばれる。六〇年代には、遺伝暗号が、塩基の配列とアミノ酸との対応として解明された。

七〇年代後半から、核酸の化学が進歩して、多くの生物の遺伝子が解読された。さらに、生物の遺伝子を人工的に作り換え、違った性質の生物を作り出す遺伝子操作が発達し始めた。九〇年代からは、ヒトの全遺伝子情報（ゲノム）の解読が始まった。ヒトの遺伝子の数は数万というのが通説だが、そのゲノムの塩基配列の解読が進んでいる。

8　外科の歩み

外科は十九世紀の輝かしい歩みを二十世紀にも引き継いだ。外科と内科の断絶は、ビルロート、リスターの時代から以後、昔語りになった。

フランス生まれの外科医、アルクシス・カレルは「血管縫合と器官移植」の研究でノーベル賞を受けた（一九一二）。『人間・この未知なるもの』は医学哲学の古典である。二種類の邦訳（桜沢如一訳と渡部昇一訳）がある。

十九世紀以前の外科は手足や関節、外表から始まり、尿路結石の剔出なども行われたが、内臓については、ビルロートの時代に主に腹部を対象として進んだ。胸腔《きょうこう》は開くと肺が虚脱するし、心臓循環は一刻も停止させられないし、頭蓋腔とともに、外科のメスの及びにくい領域であった。二十世紀には、外科医が食道、肺、心臓、脳の手術に挑戦した。それを助けたのは、麻酔法の進歩であった。

胸部外科の発展はベルリンのザウアーブルフの名と結びついている。肺結核に対して広く行われた胸郭成形術は、かれが一九〇九年ごろ発表した術式である。結核に有効な化学療法が発見されると、肺切除術の成績が向上し、胸郭成形術は次第に行われなくなり、さらに肺切除の対象には、肺結核とともに肺癌が選ばれるようになった。

アイントホーフェンによる心電図の発表（一九〇三）、田原淳の「刺激伝導系」の解明（一九〇六）によって、二十世紀は心臓という器官に探究が進み出した。

一九四四年十一月二十九日、ジョンズ・ホプキンス大学で、ファロー四徴症の手術が行われた。肺動脈と大動脈の間に短絡路（シャント）を作って、肺動脈の狭窄を補うというアイディアを、小児科医トーシックと外科医ブレイロックが考え、実行したのである。これは先天性の心血管異常に対する外科の曙を告げた。

五〇年代に、クールナン、フォルスマン、リチャーズは「心臓カテーテル法」を実用化した。手術中、心臓を止めても全身への循環を維持できる心肺装置が開発されると、心臓手術は飛躍的に進歩し、適応が拡がった。心臓弁膜症に対する弁の置換（人工弁）、虚血性心臓病に対する冠状動脈のバイパス手術が普及した。

脳外科が高い水準に達したのは、アメリカの外科医カッシング（一八六四〜一九三九）によるところが大きい。かれは全生涯をかけて脳腫瘍とたたかった人である。

輸血は、血液を対象とする器官移植である。その試みは十七世紀に始まっているが、その安全な実行は二十世紀のものであった。一九〇一年、ウィーンの病理学助手ラントシュタイナーが血液型を発見し、血液・組織の型の適合という観念を人びとが持ったことが、輸血、ひいては器官移植を安定した方法にしたのである。器官移植は、一九六〇年代の腎臓移植から活発になった。不適合な血液・組織を移植したときにおこる拒否反応が「免疫学」の裾野を拡げた。免疫抑制剤の研究と開発が進んだ。

一九六七年、ケープタウンのバーナードが心臓移植を行ったとき、新しい時代が始まった。その後の三十年間に、脳を除く、ほとんどあらゆる器官、とりわけ肝臓、膵臓、肺の移植が試みられた。虚血に耐える時間が組織によって異なり、脳が「死んでも」筋肉器官（例えば心臓）や上皮器官（例えば腎臓や膵臓）が生存を続けることの認識が移植の可能性を生んだ。器官移植によって、「死」とは何か、その定義が改めて問われ始めた。

麻酔の進歩も外科の進展を支えた。肺外科の進歩は気管内麻酔の導入なしにはありえなかった。大規模な手術や重傷を負った患者の循環・呼吸を維持するケア・ユニットの多くは麻酔医によって開発されたのである。

二十世紀後半、生体工学は、移植に代わる人工器官を開発し、脳と内分泌器官を除くほとんどすべてについて、現在研究が進められている。

9　環境汚染の進行

二十世紀末になって、環境の汚染がだれの目にも明らかになり、地球の危機という言葉さえ耳にする。しかし、問題は最近になって急におこったのではない。十八世紀の産業革命を経て、十九世紀は合成化学工業、軍事工業が未曾有の規模で発展した。二十世紀には二度の大戦があり、核兵器、化学兵器まで使われた。人類が生を受けたこの惑星は、こういう無分別な「技術発展」によってひどく病んだ。

人間は十七、十八世紀以来、あまりに急ぎ過ぎたようだ。移動速度の推移を見ると、一八三〇年ごろ、鉄道は時速最大三十五キロメートルだった。二十世紀には、自動車が百キロ、プロペラ飛行機が百十キロを実現した。さらにジェット飛行機は音速を上回る速度を達成した。宇宙ロケットは時速四万キロで地球を廻っている。

技術を支えた情報の成長も驚くべき規模だ。『科学の数値・関数』（ランドルト等）の頁数を見ると、一八三〇年の初版は二五〇頁だった。それが一九六〇年には二万頁に達した。おそらく二〇五〇年には一〇〇万頁になろう。もっとも今日の情報技術なら、処理に困難はないはずだ。面白いことに、この増加関数を過去の方向へ外挿して見ると、一七六〇年なら一頁でおさまった（ブラジウス）。十六世紀末なら一〇〇分の一頁ですんだはずだ。デカルトはいちばん大切なこと「われ思う、ゆえにわれあり」を一行で書けた。

十九世紀以降の人口増加は目ざましい。一八五〇年、十二億五千万だった世界人口は、一九七一年には三十六億、その後、一年平均八千五百七十万人ずつ増加し、一九九九年には、六十億に達した。

人口成長に限界があることを「人類の危機」として明確に指摘したのは、ローマ・

クラブの報告（一九七二）である。食糧も土地も埋蔵資源も限られているし、汚染の進行はさらに深刻だ。それは爆発的に進行しつつあり、しばしば人間が気づかないうちに、しかも全地球的にばらまかれている。炭酸ガス、熱汚染、化学汚染、核廃棄物を始めとして、無数の汚染因子が人間の技術活動によって自然環境に放棄されている。

ローマ・クラブの報告は、レイチェル・カーソン『沈黙の春』（青樹簗一訳、新潮文庫、一九六二）と有吉佐和子『複合汚染』（新潮社、一九七五）の間にはさまる。そうして一九九六年、コルボーンらが『奪われし未来』（長尾力訳、翔泳社、一九九七）で「内分泌攪乱物質」（環境ホルモン）の存在と危険を指摘し、大きな問題になっている。二十世紀は、こういう女性たちが活躍した時代であった。

人間の増加の裏で、ひっそり地球から消滅してゆく動物種が多いことは、たんに動物学者、生態学者だけの関心にしておくには重大すぎる。十八世紀に十種以上、一八〇〇年には三十三種、一九〇〇年には六十六種、一九四四年には百六種の哺乳類が絶滅し、六六年には六百種が危機に瀕している（ブラジウス、一九六六）。こういう傾向も、十七世紀ごろに始まっている。人間だけが、技術的防具のおかげで、この危険な環境を生き延びているのである。「生命体が棲息できる場所としての生物圏の寿命は、いまや何億年ではなく、何十年という尺度ではかられるべき」なのである（ハッチンソン、一九七〇）。

物理学者のシュレーディンガーは『生命とは何か』（一九四四）で、生物は外界から負のエントロピーを取り入れて、体内で増加するエントロピーを相殺する、と主張した。生体でエントロピーを増加させるのが代謝産物なら、生態系においては廃熱・廃物がそれに当たる。物理学者の槌田敦、経済学者の玉野井芳郎らは、七〇年代から社会システムとしてのエントロピー論を展開し、生態系が安定性を保ちうる条件を追求した。

10　臨床医学への反省

モリエール（一六二二～七三）の『病《やまい》は気から』（一六七三、邦訳は、鈴木力衛訳、岩波文庫、一九七〇）の中で、自分は病気だと思い込んでいるアルガンにその弟が、「患者の大部分は、病気のために死ぬんじゃなく、薬のために死ぬんです」と忠告する。パリで医学を学んだアメリカ人ホームズ（一八〇九～九四、ハーヴァードの解剖学・生理学教授）にいわせるとこうだ。「いま使われている薬をすべて海の底へ投げ込むがいい。サカナには迷惑だが、人類には大きな福音となろう」。アイルランド人バーナード・ショー（一八五六〜一九五〇）は医学、そして戦争、英雄、文明の一切に批判を向けた。二十世紀後半に進歩と学校と医者に敵対したのは、ウィーン生まれのアイヴァン・イリッチ（一九二六〜二〇〇二）であった。その著『脱病院化社会』（一九七六、邦訳は、金子嗣郎訳、晶文社、一九七九）はこういう序文で始まる。「医療機構そのものが健康に対する主要な脅威となりつつある。専門家が医療を支配することによる破壊的影響は、いまや流行病の規模に至った。医原病というのが、新しい流行病の名前だ」。バーミンガム大学教授マキューン（一九一二〜八八）も、健康に対する医療の役割について否定的であった。「ヨーロッパでは、ストレプトマイシンの発見より百年も前から、結核死亡率はほぼ一定して減少していた。ジフテリア、猩《しよう》紅熱《こうねつ》、百日咳《ひやくにちぜき》などの小児病による死亡の減少は、予防注射や抗生物質よりも、良い栄養、衛生施設、一般的な生活状況のためである」。

そして、二十世紀後半は、思わぬ面から医学への挑戦がおこった。一つは公害病である。水俣病は、有機水銀を含む工場廃液が、九州の不知火海《しらぬいかい》や新潟の阿賀野川に流れ込み、サカナを経て人体に吸収されたためにおこった。イタイイタイ病は、神通川《じんずうがわ》に沿う地域の農村婦人に「風土病」の形で現れたが、カドミウムの体内蓄積によることが分かり、汚染源は神岡の亜鉛・鉛鉱山であることも判明した。もう一つは薬原病である。一九六一年、ドイツのレンツは、サリドマイド（鎮静・睡眠薬）の催奇形性を報告、数万人の子供の被害が明らかになったのである。七〇年代になると、一種の視神経脊髄障害がキノホルム剤服用によることが分かった。医学は、もはや進歩の幻想に酔う段階を過ぎたのである。

治療の評価を客観化するために「臨床比較試験」が導入されたのも、対応の一つであった。「もし確信から始めれば、人は懐疑に終わるだろう。もし懐疑から始めることに甘んじれば、確信に終わることもありえよう」。ベーコンのこの言葉を引いた砂原茂一は、五〇年代末から、結核化学療法に比較試験を全国規模で組織した。増山元三郎や高橋晄正が標本調査や品質管理の医学的応用に払ってきた努力も背景にあったのである。

患者も声を上げるようになった。各国で患者たちは組織を作り、大衆運動を行うようになった。環境汚染に対するように、患者は「汚い病院、ぞんざいで不親切な職員、患者ぬきの非倫理的研究」（ロック）に抗議する。その中で生まれた自助グループは、慢性病に関するかぎり、ときには職業的従事者をしのぐ医療知識によって助け合うこともある。この間、鍼灸療法を始めとする「代替医学」に対する関心も大きくなった。

「ヘルシンキ宣言」にいう「完全な説明と自由意志による同意」（インフォームド・コンセント）が診療の上で必須の要素とされるようになった。しかし、インフォームするのが一方的に医師であり、コンセント（負ける、屈する、という古義がある）するのが患者と決めてかかれば、新しい錯覚、新しい権威が生じる可能性もなくはない。

二十一世紀を迎え、私たちは、医学の真の進歩へ向かう人類の叡智に信頼したい。その叡智を世界の民衆の支えによって、「平和の世紀」実現への力にしたいものである。

「解説」にかえて
——思想史研究者の立場から——

佐々木　武

本書は、著者、梶田昭が、その最晩年、結果としては、急逝によってその人生の最後の年に文字通り死力をふりしぼって書き遺した一般向けの通史として著された「医学史」である。それは「完成稿」の形で残されなかったとはいえ、本文・注ともにほぼ書き終えた形で残されたのは幸いであった。「解説」を偶然にも書くことになった僕が最初に見たものは、初校ゲラで、通覧を求められたのがキッカケとなった。一読して「完成稿」でないことがわかり、僕の能力の及ぶ範囲で最小限の加筆・訂正を始めたものの、本務・本業の合い間をぬってのことであり、半年近い期間も手元におくこととなった。それでも調べ尽くしていないところが多々あり、意に満たないものであったが、時間切れで再校にまわされ、初校との対比の上、編集部の目を経たものとして、これ以上の加筆・訂正は断念して、ここに「解説」めいたものを試みることになった。梶田昭は、一人の医師として並みはずれた病理学者であったものの、一般には広く知られた存在ではなく、僕自身今回この「医学史」を通して初めて「知る」ところとなった人物である。したがって、梶田の経歴に少々立ち入ることから始めたい。

僕が比較的近づきやすいところに梶田の訳業として二点の訳書がある。梶田の専門であった病理学の古典中の古典であるルドルフ・ウィルヒョウ『細胞病理学』の全訳(「科学の名著」第二期二巻、朝日出版社、一九八八年)とウルフ、アンドゥル・ペデルセン、ローゼンベルグの共著『人間と医学』(博品社、一九九六年)とである。後者の原題は『医学の哲学』であるが、「本書のモチーフが、医学の進歩よりも人間の進歩を願っている。その意味で私たちは、原題の『忠実な意訳』として、『人間と医学』を選んだのである」(「訳者あとがき」)というごとく梶田の邦題に対するこだわりが表明されており、計らずも梶田の医学に対する態度表明になっている。この点は、本書『医学の歴史』の基底を貫いているので、念のため強調しておきたい。

この訳書のいずれも奥付に梶田の略歴が記されており、あわせると次のようになる

——「一九二二年岐阜市に生まれる。一九四五年東京大学医学部卒。東大病理学・物

療内科教室を経て、足尾鉱業所病院、国立東京療養所、東北大病理学教室、労働省労働衛生研究所に勤務、一九六一年より東京女子医大助教授、六四年より教授。東京女子医大名誉教授（ここは加筆）」。二つの訳書に付された「略歴」を総合するとこのようになるが、これが梶田自身によるものなのか、編集部によるものなのか明らかでない。著者はすでに故人である。本書のために未亡人から送られた資料をたよりに、僕自身の理解を通してもう少し梶田の生涯に踏み込まねばならない。なぜなら、本来、作品と著者とは区別されねばならないとはいえ、本書の場合、著者自身の生涯、とりわけその前半生が梶田自身の「医学史」を成立させたもの、その歴史理解に、つまり梶田自身の「歴史」とその「医学史」とがどこかで重なっていると僕には思えてならないからである。

重複を恐れずに僕なりに梶田の生涯を要約してみよう。

本書の著者、梶田昭は大正十一年（一九二二年）岐阜市に生まれ、地元の小学校に入学、昭和四年東京池袋の小学校に転校している。同九年府立五中に受験失敗、城西学園中学入学。同十三年に一高文科受験失敗、城西中学卒業。府立五中補修科へ。同十四年浦和高校理科に入学、この年第二次世界大戦勃発。同十七年卒業、東大医学部入学。前年、日本は太平洋戦争に突入していた。同十八年（一九四三年）十月二十一日、今なおフィルムに残された映像を通して記憶に生々しい、あの雨の神宮競技場での学徒出陣壮行会に参加、一週間後には、生地岐阜にて徴兵検査を受け丙種合格となったが、幸いにも徴兵は免がれ、敗戦後、原爆被爆地、広島で研究班の一員として九月初旬、原爆症解剖にあたった。その九月に繰り上げ卒業となり、物療内科での研修を受けて、同二十一年七月古河鉱業所、足尾銅山附属病院の医師として任地におもむいた。足尾銅山といえば、だれしも、田中正造・渡良瀬川・鉱毒事件と連想が働く、近代日本草創期の大事件の地である。今なおその傷跡がいえないといわれる。その任地では、工場排煙が風向きしだいで木々の葉をあかく変えたといわれる。内科医として梶田はその翌年、はやくも第二回日本産業医学会で「足尾の珪肺」と題する口頭発表を行っている。この年結婚。翌年七月、東京都下清瀬村の結核療養所として今も存続する国立療養所東京病院医官として赴任。この時期、引揚者のため舞鶴から病院船高砂丸に乗り込み大連との間を往復したりした。同二十七年にはメーデーに参加。これが皇居前広場での惨事を惹起する「血のメーデー」事件となり、検挙され、「騒擾罪」を問われるが、不起訴となり拘留期間を終えて釈放された。この頃の梶田の臨床医としての仕事はもっぱら結核患者の治療であり、患者の待遇改善を求めて、都庁での「坐り込み」を行ったこともある（同二十九年）。同三十年（一九五五年）戦後日本共産党内のいわゆる「五〇年問題」としてくすぶりつづけていた一九五〇年コミンフォルムによる日本共産党批判に端を発する党内分派の抗争史に一応の決着をつけた日本共産党第六回全国協議会、戦後史に名高いいわゆる「六全協」が七月に開かれた。この翌年一九五六年ソ連共産党第二十回大会における「フルシチョフ秘密報告」が「公然化」されたことでスターリン批判が公認され、それは「ハンガリー事件」に及んで東西冷戦下での共産主義体制世界を震撼させるものとなり、「スターリン体制」下での共産主義体制の実態をさらけ出すものとなった。梶田は昭和三十二年に東北大に移り、翌年助手になる。未亡人によると、その頃には日本共産党を脱党していたといわれる。入党はいつであるか定かではない。つまり、梶田は一時期共産党員であったことになる。東大細胞に属したのかもしれないが、今となっては確かめようがない。ともあれ、彼もまた、戦中・敗戦・戦後復興期をひとりの青年医として生き抜いて、社会と真正面に向き合った「時代の子」（これは梶田が本書の冒頭で引いている丸山がきらった表現である）であった。珪肺（僕は少年期に「ヨロケ」という俗称で教えられた）と結核という〝社会の生んだ病い〟に取り組んだデモクラット梶田にふさわしい生き方だったといえるだろう。同三十五年東北大助手から労働省衛生研究所に転じ、三十六年には東京女子医大助教授に迎えられ、三十九年、病理学教授に昇任、時に四十二歳であった。意図せずして「立身出世」に至ったというべきだろう。僕がたどる梶田の生涯は、この前半生で終わる。彼の前半生を一九三九年にこの世に生をうけた僕自身の記憶とともに追体験できる最後の世代に属するひとりだと思うからである。これ以後の梶田の後半生における、その「教養主義」と「知的好奇心」とは病理学にとどまらず医学・医療全般に広がり記号論にまで及ぶ、言葉の真の意味で「学と知の世界」に〝遊んだ〟と想像される。その博覧強記、博引傍証ぶりはとどまるところを知らず、それまでため込んだものを、そのウンチクを一挙に傾けたのが「絶筆」となった本書『医学の歴史』であった。昭和六十三年に定年退職、名誉教授の称号を得てのち、引退生活を楽しんだようにみうける。平成十年(一九九八年)福祉行政の一環として行われた地域の健康診断で胸部大動脈瘤を発見、再度確認のうえ、特別に対症することなく、同十一年秋「医学史」の執筆を始め、翌年の終わりにひとまず脱稿、入稿することなく年を越し、同十三年(二〇〇一年)一月七日大動脈瘤破裂で即死に近い状況で死去、もとより覚悟の死であったと思われるが、二十一世紀冒頭の死であった。急性心筋梗塞発作で臨死体験のある僕には死後の世界というものはなく、それはしょせん、生きている者の想像の世界である。死は死者にとっての悲しみや哀れみではなく、残された者のそれである。

本書『医学の歴史』は、トルソのままに終わったというべきであろう。

さて、残された紙幅の中で、本書の中味に言及をしておきたい。解説者は、批評・批判をしていけないというのが僕の理解する解説の作法である。そういうことは、批評家にまかせればよい。僕は、今回、数十冊の関係書にふれたが、イングランド、ケンブリッジ大出身の著名な社会史家ロイ・ポーター、氏はロンドンにある有名なウエルカム医学史研究所所長であったが、先に急逝された。そのこれまた意図せずして遺著となった大著、医学の通史が、初校を校閲中に参看できたのは幸運であった。Roy Porter, The Greatest Benefit of Mankind, a medical history of humanity, (1997) がそれである。今ではアメリカ版のペーパーバックで簡単に入手できる（Norton, New York, 1999)、大判八百頁をこえる文字通りの大冊であるが、読みやすい好著である。さすがプロの歴史家の手になるものだけに、見事である。病理学者梶田昭が「日曜史家」として挑んだ『医学の歴史』は歴史家としては素人の手になるものであるが、「東西古今」隈なく目配りした点では軌を一にしていて、量的な差が質に及ぶのは避けがたい。とはいえ、梶田の仕事は、よくこの大著に伍しているというべきである。ここで梶田の経歴が生かされている。そのひとつの例が、ラマッチーニを扱った節であり、さかのぼって、アグリコラを扱った節である。梶田ならではの記述である。一人の病理学者が「古今東西」縦横無尽によくここまで筆をふるったものだと驚嘆させられる。「引用・参考書目リスト一覧」をつけられなかったのが残念至極である。個々の記述の正否については、批評家、専門家に委ねよう。そんなことは、とっくに僕の能力を超えている。とまれ、本書はどんな形であれ、通史は一人の筆者によって書かれるべきであるという僕の歴史研究者としての信条に見事に応えてくれているのである。しかもその記述は、梶田の「哲学」によって裏打ちされているものである。戦後日本最高の近代医学史の著者であった、梶田のウィルヒョウの訳書に序文を寄せておられる、これまた、絶筆となった故川喜田愛郎の次の言葉を引いて、解説の結びにかえたい。「近年加速度的に進みつつある専門分化の勢いに伴って、諸分科の歴史については優れた専書もその数を増しつつあるが、医学の本質は単にそれらを重ね合わせただけで、それを医学史とよぶことは許さないと私は考える。メディシン(Medicine)は究極的に、また絶えず一つ、でなければならないからである」(「現代医学史ノート(一)はじめに――『病気ではなしに病人を癒せ』」、「科学医学資料研究」第二二七号、四頁。平成五年四月)。

(東京医科歯科大学教授)

あとがき

梶田昭先生のお書きになった『医学の歴史』のゲラが私のところにもたらされたのは昨年（二〇〇二年）の春である。持ってきたのは日本女子大学の佐藤和人教授である。梶田先生は奥様と一緒に佐藤先生のリウマチ・痛風外来に来られていたそうである。梶田先生が亡くなられたあと、奥様がゲラを佐藤先生のところにお持ちになり、『医学の歴史』の解説を書いてくれる人がいないかどうか相談に見えたとのことである。

医学史については、学生に講義をするためにある程度の知識はあるが、私にとってあまり得意な分野ではない。しかし、ゲラを読んでびっくりした、面白いのである。これなら、今の学生にも勧められると思った。しかし、すでにゲラにはなっているが、多少荒削りなところもあり、梶田先生が推敲する前の状態であることは一見して分かった。この方面に詳しい人に一度読んでもらった方が良いと判断し、東京医科歯科大学教養部の佐々木武教授に校閲をお願いした。歴史的事実や人物などの細部の検討に一年くらいかかり、今回やっと出版に漕ぎ着けることができたと聞いた。

梶田先生との最初の出会いは私が大学院二年の頃で、昭和四十年代の前半のことである。私はまだ二十歳代の後半で、先生も四十歳代であった。女子医大の病理学教室で病理解剖のできる人を探しているから、行くようにと指導教授の石井善一郎先生の勧めがあったからである。

四十年前の東京女子医大病理学講座は木造の二階にあった。先生はニコニコしながら、教室のスタッフや研究室を案内して下さった。その一つ、十二畳くらいの研究室一つを占拠する巨大なリレー式の計算機を覚えている。計算素子はトランジスタではなくリレーを使ったもので、コンピュータというより電話交換機というのがふさわしい。計算が始まるとカチカチと賑やかであった。梶田先生は計算機を使って、数字化したデータを処理し、病理学的な所見を客観化しようとする試みにチャレンジしておられた。

病理学教室といえば、顕微鏡は必須である。先代の教授であった松本武四郎先生時代からのもので千代田の顕微鏡を使いなさいといって、渡された。しかし、梶田先生は顕微鏡よりコンピュータの方が好きであった。

梶田先生は、その頃の有名な病理学者、諏訪紀夫、松本両先生を尊敬していた。私が女子医大の病理に通っていた頃でも、何回となく両先生にお会いすることができた。その頃の我々にとっては、両先生のお言葉は天の声であった。

梶田先生は自分はもともと内科医であるとおっしゃっていた。それが縁あって東北大学病理学教室の諏訪先生の教室に入局し病理学を始めた。諏訪先生は東大病理を出たあと感染症で有名な都立駒込病院に行き、その後仙台の東北大学医学部に移った。病理学分野では当代きっての理論家で、肝臓、腎臓などいろいろな器官の病理について独特な理論を発表していた。著書の『器官病理学』はその集大成である。

肝硬変は肝臓の構造が大小の再生結節に置き換えられ、肝臓内の循環に障害を来す疾患である。再生結節の大きさ、分布や線維症の程度により、甲型、乙型と分類する。しかし、諏訪理論によれば、多数の症例で再生結節の分布を見ると、甲、乙の二つの山は見られず、それは単なる区分であると主張されている。

松本先生が女子医大から慈恵医大に移られたので、梶田先生が女子医大の教授になられた。諏訪、松本の両先生は東大病理の同窓生で、親友であったことからこの話は進んだらしい。松本先生は諏訪先生とは少し違ったタイプの病理学者であるが、形態学を厳しく見る点では諏訪先生と同じであった。

例えば、肺炎は肺の病気であり、肺という特殊な構造の上に成り立つ病気であるが、肺ガンは肺に起こる病気であり、肺の構造に依存するところは少ないと松本先生は主張される。いろいろな器官の病気を理解する際にその器官の構造を重視する点では諏訪先生と同じである。諏訪先生が数学や物理を使って理論的に解明しようとするのに対して、松本先生はことばを使って論理的に攻める傾向があった。梶田先生は前者のタイプにならんと挑戦してはいたが、元来博学であり、文章を使って論理的に攻める方が得意であったと思われる。

病理学はその名のごとく、病気のことわり（理）、すなわち成り立ちを研究する学問である。したがって、そこにはありとあらゆる分野が含まれていた。しかし、現代においては、組織形態学に基盤をおいた病理診断学が主流となっている。それは病気の診断という点で臨床的に役立つからである。因みに、この組織病理診断学ができないと病理学者の仲間入りはなかなか許されない。梶田先生は無論、組織病理診断学ができたが、それで病理診断が終わるとは考えていなかった。

当時の女子医大は榊原《さかきばら》仟《しげる》教授の心臓手術で有名であった。したがって、全国からいろいろな高度の心奇形の乳幼児が集まり、手術を受けていた。重症なものが多かったから、亡くなる症例も少なくなかった。そうした症例の多くは心奇形の状態を正確に把握するために病理解剖に供された。

そうした心奇形について私は東京医科歯科大学の解剖の先生であった三木成夫先生に相談することがあった。先生はそれらを見て魚の循環器と同じであるとか、両生類であると診断された。系統発生学的に見れば、それらは心奇形ではなく、昔の形で生まれて来ただけであると看破された。それは我々学生にとって、心奇型を理解する上で実に分かりやすい説明であり、梶田先生も大変感心されていた。

病理学は今、形態学的手法を用いた病理診断学が主流となっている。しかし、梶田先生は病気の診断より、その背景に深い関心をもっておられた。心筋梗塞は冠動脈の狭窄・閉塞で起こる。そうした冠動脈の病変は病理形態学的には見れば分かる。問題は、そのように発達した心臓がなぜ脆弱な冠動脈に頼らざるを得ないのかということである。それは個体発生から系統発生を追わなければ、解答は得られない。そんなところがきっかけとなり、梶田先生は三木先生と親交を結ぶようになった。

本書はそうした背景をもった梶田先生が力を込めて書いたものである。『医学の歴史』という題ではあるが、梶田先生が女子医大の病理学教室でスタッフを前にして話す〝ものがたり〟である。歴史といえば、年代に沿って事実を羅列して書いたものが普通であるが、そこに著者の考え方が濃厚に入り込むと歴史物語になる。医学生はもちろん一般の方にも十分にお読みいただけるものになっていると思う。こうしたすばらしい読み物を残してくれた梶田先生を懐かしく思いながら、ご冥福を心からお祈りしたい。

二〇〇三年七月二十七日

東京医科歯科大学医学部長
廣川勝昱

梶田　昭（かじた　あきら）

1922年，岐阜県生まれ。東京大学医学部卒業。元東京女子医科大学教授。2001年１月没。著書に，『小病理学』『長与又郎伝』『入門病理学』，訳書に，『旧約聖書の医学』『新約聖書とタルムードの医学』『カール・フォン・リンネ』『古代インドの苦行と癒し』『フィシオログス』などがある。

講談社学術文庫

定価はカバーに表示してあります。

医学《いがく》の歴史《れきし》

梶田《かじた》　昭《あきら》

2003年９月10日　第１刷発行
2020年12月22日　第23刷発行

発行者　渡瀬昌彦
発行所　株式会社講談社
東京都文京区音羽2-12-21 〒112-8001
電話　編集（03）5395-3512
販売（03）5395-4415
業務（03）5395-3615

装　幀　蟹江征治
印　刷　豊国印刷株式会社
製　本　株式会社国宝社

ISBN4-06-159614-4

「講談社学術文庫」の刊行に当たって

これは、学術をポケットに入れることをモットーとして生まれた文庫である。学術は少年の心を養い、成年の心を満たす。その学術がポケットにはいる形で、万人のものになることは、生涯教育をうたう現代の理想である。

こうした考え方は、学術を巨大な城のように見る世間の常識に反するかもしれない。また、一部の人たちからは、学術の権威をおとすものと非難されるかもしれない。しかし、それはいずれも学術の新しい在り方を解しないものといわざるをえない。

学術は、まず魔術への挑戦から始まった。やがて、いわゆる常識をつぎつぎに改めていった。学術の権威は、幾百年、幾千年にわたる、苦しい戦いの成果である。こうしてきずきあげられた城が、一見して近づきがたいものにうつるのは、そのためである。しかし、学術の権威を、その形の上だけで判断してはならない。その生成のあとをかえりみれば、その根は常に人々の生活の中にあった。学術が大きな力たりうるのはそのためであって、生活をはなれた学術は、どこにもない。

開かれた社会といわれる現代にとって、これはまったく自明である。生活と学術との間に、もし距離があるとすれば、何をおいてもこれを埋めねばならない。もしこの距離が形の上の迷信からきているとすれば、その迷信をうち破らねばならぬ。

学術文庫は、内外の迷信を打破し、学術のために新しい天地をひらく意図をもって生まれた。文庫という小さい形と、学術という壮大な城とが、完全に両立するためには、なおいくらかの時を必要とするであろう。しかし、学術をポケットにした社会が、人間の生活にとってより豊かな社会であることは、たしかである。そうした社会の実現のために、文庫の世界に新しいジャンルを加えることができれば幸いである。

一九七六年六月　　　　野間省一

自然科学

近代科学を超えて
村上陽一郎著

クーンのパラダイム論をふまえた科学理論発展の構造を分析。科学の歴史的考察と構造論的考察から、科学史と科学哲学の交叉するところに、科学の進むべき新しい道をひらいた気鋭の著者の画期的科学論である。

764

数学の歴史
森　毅著

数学はどのように生まれどう発展してきたか。数学史を単なる記号や理論の羅列とみなさず、あくまで人間の文化的な営みの一分野と捉えてその歩みを辿る。知的な挑発に富んだ、歯切れのよい万人向けの数学史。

844

数学的思考
森　毅著（解説・野崎昭弘）

「数学のできる子は頭がいい」か、それとも「数学などやる人間は頭がおかしい」か。ギリシア以来の数学的思考の歴史を一望。現代数学・学校教育の歪みを一刀両断。数学迷信を覆し、真の数理的思考を提示。

979

魔術から数学へ
森　毅著（解説・村上陽一郎）

西洋に展開する近代数学の成立劇。小数はどのように生まれたか、対数は、微積分は？　宗教戦争と錬金術が猖獗を極める十七世紀ヨーロッパでガリレイ、デカルト、ニュートンが演ずる数学誕生の数奇な物語。

996

構造主義科学論の冒険
池田清彦著

旧来の科学的真理を問直す卓抜な現代科学論。科学理論を唯一の真理として、とめどなく巨大化し、環境破壊などの破滅的状況をもたらした現代科学。多元主義にもとづく科学の未来を説く構造主義科学論の全容。

1332

新装版解体新書
杉田玄白著／酒井シヅ現代語訳（解説・小川鼎三）

日本で初めて翻訳された解剖図譜の現代語訳。オランダの解剖図譜『ターヘル・アナトミア』を玄白らが翻訳。日本における蘭学興隆のきっかけをなし、また近代医学の足掛りとなった古典的名著。全図版を付す。

1341

自然科学

生命の劇場
J・v・ユクスキュル著／入江重吉・寺井俊正訳

ダーウィニズムと機械論的自然観に覆われていた二〇世紀初頭、人間中心の世界観を退けて、著者が提唱した「環世界」とは何か。その後の動物行動学や哲学、生命論に影響を及ぼした、今も新鮮な生物学の古典。

2098

暗号　情報セキュリティの技術と歴史
辻井重男著

情報化社会の爆発的発展で、暗号の役割は軍事・外交の「秘匿」から「認証」へと一変した。情報セキュリティを担う現代暗号の特性とは？　暗号の歴史と倫理、その技術基盤のすべてが平易にわかる格好の入門書。

2114

ヒトはなぜ眠るのか
井上昌次郎著

進化の過程で睡眠は大きく変化した。肥大した脳は、ノンレム睡眠を要求する。睡眠はなぜ快いのか？　子供の快眠と老人の不眠、睡眠と冬眠の違い、短眠者と長眠者の謎……。最先端の脳科学で迫る睡眠学入門！

2131

地形からみた歴史　古代景観を復原する
日下雅義著

「地震」「水害」「火山」「台風」……。自然と人間によって、大地は姿を変える。「津」「大溝」「池」……。『記紀』『万葉集』に登場する古日本の姿を、航空写真、地形図、遺跡、資料を突合せ、精確に復原する。

2143

地下水と地形の科学　水文学入門
榧根　勇著

三次元空間を時間とともに変化する四次元現象である地下水流動を可視化する水文学。地下水の容器としての不均質で複雑な地形と地質を解明した地下水学は、環境問題にも取り組み、自然と人間の関係を探究する。

2158

「ものづくり」の科学史　世界を変えた《標準革命》
橋本毅彦著

「標準」を制するものが、「世界」を制する！　標準化は製造の一大革命であり、近代社会の基盤作りだった。A4、コンテナ、キーボード……。今なお進行中の人類最大のプロジェクト＝標準化のドラマを読む。

2187

自然科学

尾本恵市著
ヒトはいかにして生まれたか　遺伝と進化の人類学
人類は、いつ類人猿と分かれたのか。ヒトが直立二足歩行を始めた時、DNAのレベルでは何が起こっていたのか。遺伝学の成果を取り込んでやさしく語る、人類誕生の道のり。文理融合の「新しい人類学」を提唱。

2288

矢野健太郎著（解説・茂木健一郎）
数学の考え方
数学とは人類の経験の集積である。ものの見方、考え方の歴史としてその道程を振り返るとき、眼前には見たことのない「風景」が広がるだろう。数えることから現代数学までを鮮やかにつなぐ、数学入門の金字塔。

2315

J・C・マクローリン著・画／澤﨑　坦訳（解説・今泉吉晴）
イヌ　どのようにして人間の友になったか
アメリカの動物学者でありイラストレーターでもある著者が、人類とオオカミの子孫が友として同盟を結ぶまでの進化の過程を、一〇〇点以上のイラストと科学的推理をまじえてやさしく物語る。犬好き必読の一冊。

2346

木村俊一著
天才数学者はこう解いた、こう生きた　方程式四千年の歴史
ピタゴラス、アルキメデス、デカルト……天才の発想と生涯に仰天！　古代バビロニアの60進法からヒルベルトの「二〇世紀中に解かれるべき二三の問題」まで、数学史四千年を一気に読みぬく痛快無比の数学入門。

2360

チャールズ・ダーウィン著／長谷川眞理子訳・解説
人間の由来（上）（下）
『種の起源』から十年余、ダーウィンは初めて人間の由来と進化を本格的に扱った。昆虫、魚、両生類、爬虫類、鳥、哺乳類から人間への進化を「性淘汰」で説明。我々はいかにして「下等動物」から生まれたのか。

2370・2371

ガリレオ・ガリレイ著／伊藤和行訳
星界の報告
月の表面、天の川、木星……。ガリレオにしか作れなかった高倍率の望遠鏡に、宇宙は新たな姿を見せた。その衝撃は、伝統的な宇宙観の破壊をもたらすことになる。人類初の詳細な天体観測の記録が待望の新訳！

2410

外国の歴史・地理

J・ギース、F・ギース著／栗原　泉訳
大聖堂・製鉄・水車 中世ヨーロッパのテクノロジー

「暗闇の中世」は、実は技術革新の時代だった！　建築・武器・農具から織機・印刷まで、直観を働かせ、失敗と挑戦を繰り返した職人や聖職者、企業家や芸術家たちが世界を変えた。モノの変遷から描く西洋中世。

2146

池内　紀著
悪魔の話

ヨーロッパ人をとらえつづけた想念の歴史。彼らの不安と恐怖が造り出した「悪魔」観念はやがて魔女狩りという巨大な悲劇を招く。現代にも忍び寄る、あの悪夢を想起しないではいられない決定版・悪魔学入門。

2154

ウィリアム・H・マクニール著／清水廣一郎訳
ヴェネツィア 東西ヨーロッパのかなめ　1081～1797

ベストセラー『世界史』の著者のもうひとつの代表作。十字軍の時代からナポレオンによる崩壊まで、軍事・造船・行政の技術や商業資本の蓄積に着目し、地中海最強の都市国家の盛衰と、文化の相互作用を描き出す。

2192

パット・バー著／小野崎晶裕訳
イザベラ・バード 旅に生きた英国婦人

日本、チベット、ペルシア、モロッコ……。外国人が足を運ばなかった未開の奥地まで旅した十九世紀後半の最も著名なイギリス人女性旅行家。その幼少期から異国での苦闘、晩婚後の報われぬ日々まで激動の生涯。

2200

南川高志著
ローマ五賢帝 「輝ける世紀」の虚像と実像

賢帝ハドリアヌスは、同時代の人々には恐るべき「暴君」だった！「人類が最も幸福だった」とされるローマ帝国最盛期は、激しい権力抗争の時代でもあった。平和と安定の陰に隠された暗闘を史料から解き明かす。

2215

川北　稔著
イギリス　繁栄のあとさき

今日英国から学ぶべきは、衰退の中身である――。産業革命を支えたカリブ海の砂糖プランテーション。資本主義を担ったジェントルマンの非合理性……。世界システム論を日本に紹介した碩学が解く大英帝国史。

2224

外国の歴史・地理

栗田伸子・佐藤育子著
興亡の世界史 通商国家カルタゴ

前二千年紀、東地中海沿岸に次々と商業都市を建設したフェニキア人は、北アフリカにカルタゴを建国する。ローマが最も恐れた古代地中海の覇者は、歴史に何を残したか？ 日本人研究者による、初の本格的通史。

2387

小杉 泰著
興亡の世界史 イスラーム帝国のジハード

七世紀のムハンマド以来、イスラーム共同体は後継者たちの大征服でアラビア半島の外に拡大、わずか一世紀で広大な帝国を築く。多民族、多人種、多文化の人々を包摂、宗教も融和する知恵が実現した歴史の奇跡。

2388

原 聖著
興亡の世界史 ケルトの水脈

ローマ文明やキリスト教に覆われる以前、ヨーロッパ文化の基層をなしたケルト人は、どこへ消えたのか？巨石遺跡からアーサー王伝説、フリーメーソン、ナチス、現代の「ケルト復興」まで「幻の民」の伝承を追う。

2389

林 俊雄著
興亡の世界史 スキタイと匈奴 遊牧の文明

前七世紀前半、カフカス・黒海北方に現れたスキタイ。前三世紀末、モンゴル高原に興った匈奴。ユーラシアの東西で草原に国家を築き、独自の文明を創出した騎馬遊牧民は、定住農耕社会にとって常に脅威だった！

2390

氣《け》賀《が》澤《さわ》保《やす》規《のり》著（解説・上野 誠）
則天武后

猛女、烈女、女傑、姦婦、悪女……。その女性は何者か？ 大唐帝国繁栄の礎を築いた、中国史上唯一の女帝、その冷徹にして情熱的な生涯と激動の時代を、学術的知見に基づいて平明かつ鮮やかに描き出す快著。

2395

下《しも》斗《と》米《まい》伸《のぶ》夫《お》著
ソビエト連邦史 1917−1991

共産党が所有する国家＝ソビエト連邦の誕生と崩壊は二十世紀最大の政治事件であった。革命、権力闘争、陰謀、粛清、虐殺。新出の史資料を読み解き、社会主義国家建設という未曾有の実験の栄光と悲惨を描く。

2415